池川クリニック院長
池川 明
絵=高橋和枝

ママ、いのちをありがとう。

心温まる
奇跡の物語
25

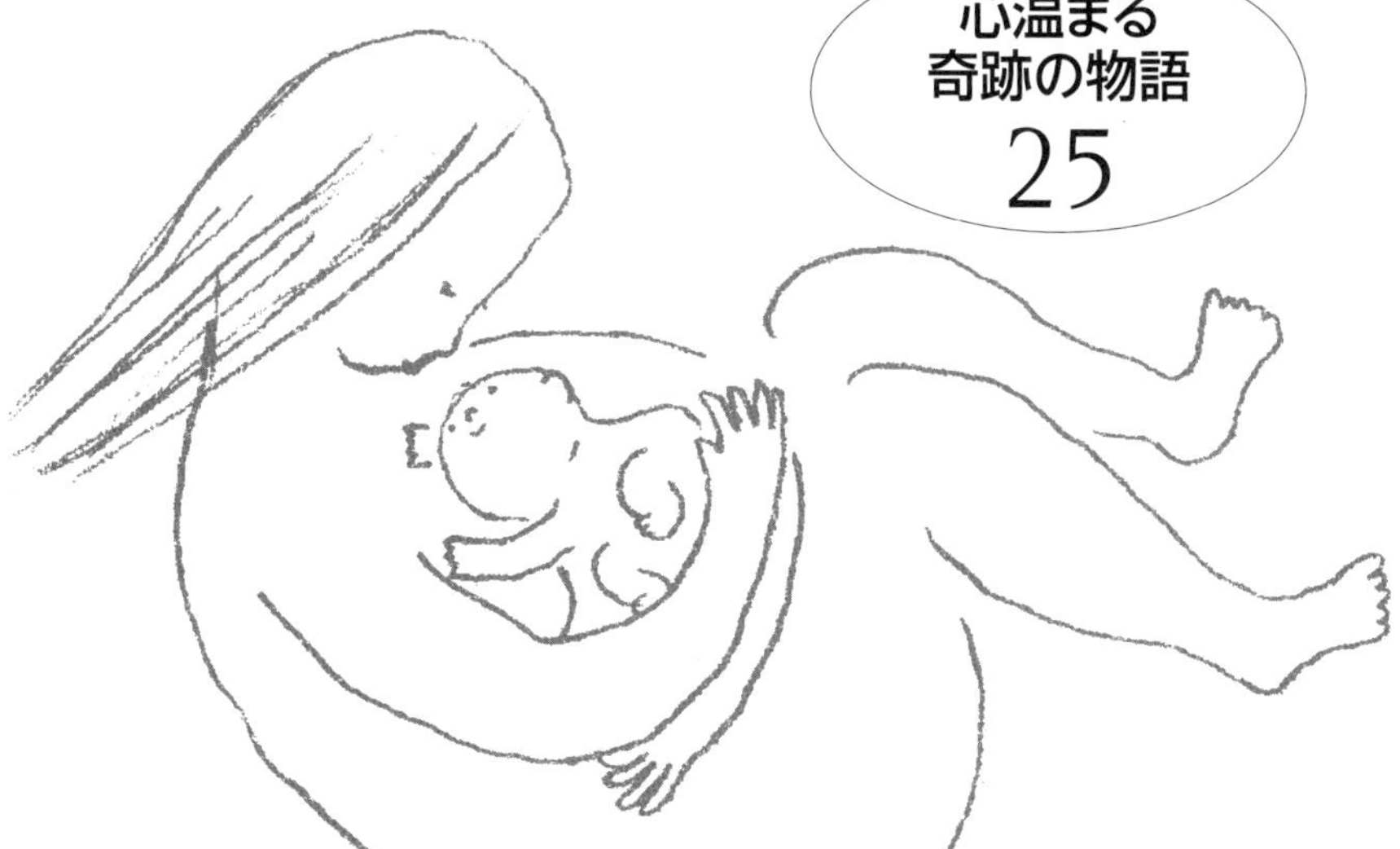

二見書房

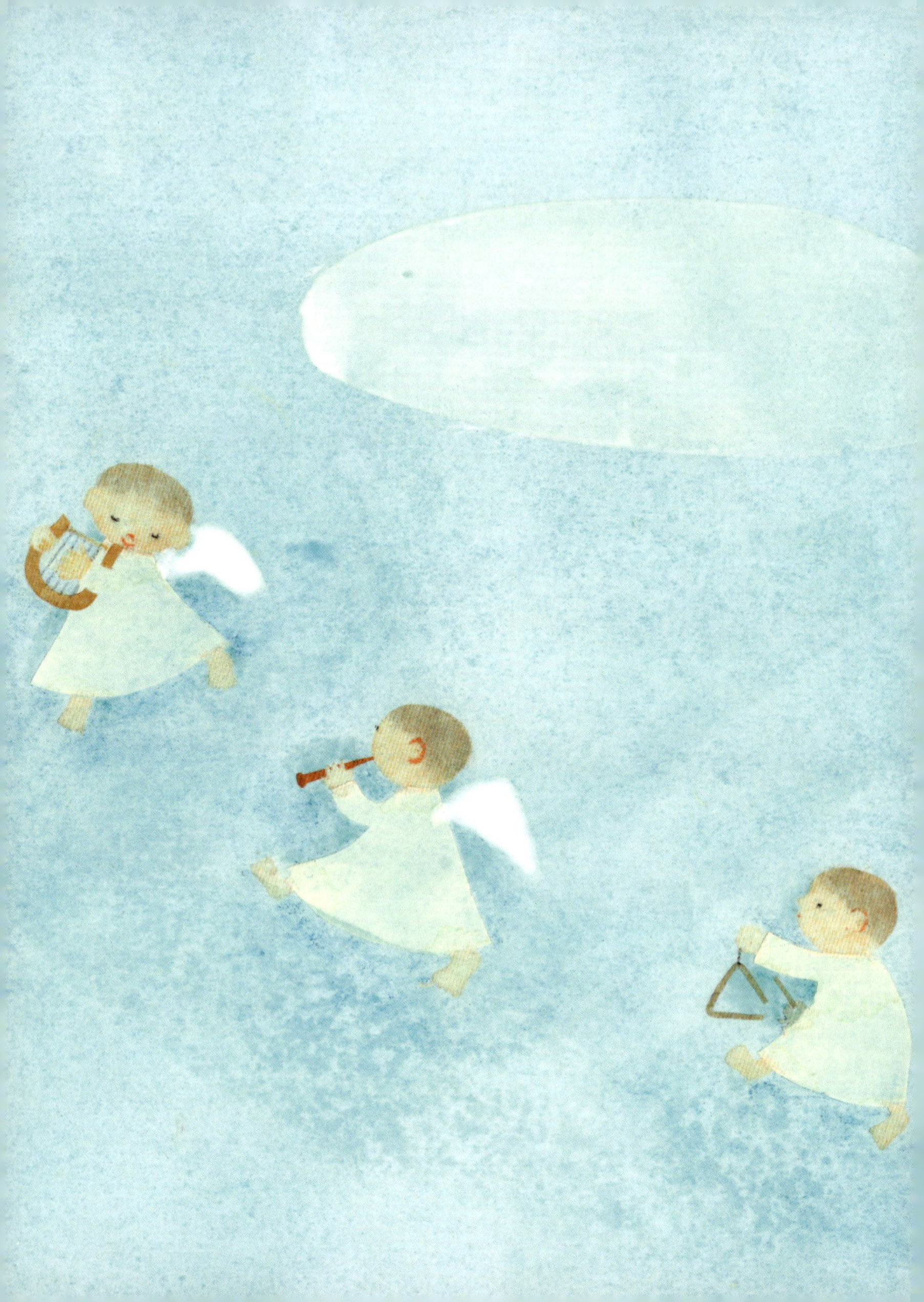

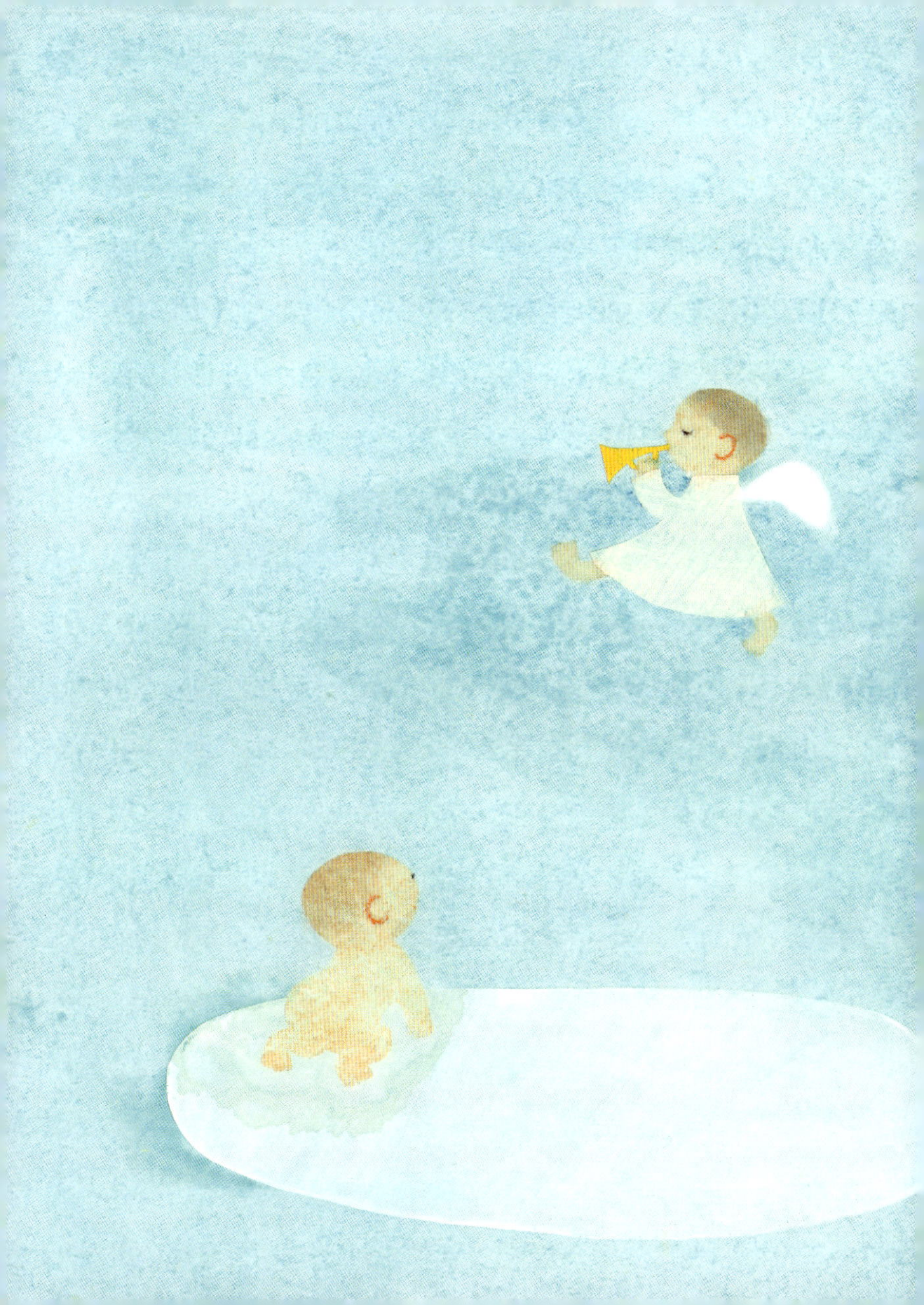

はじめに

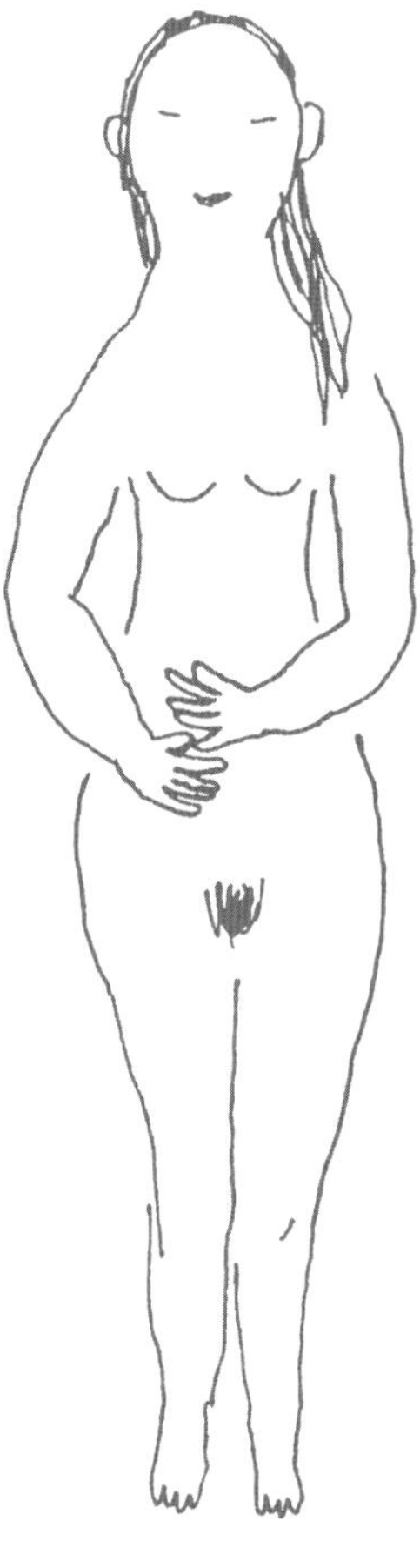

私は神奈川県横浜市で産科クリニックを開業しています。母子の心身に健やかなお産を模索するうちに「お母さんのおなかにいたときのこと」（胎内記憶）を語る子どもたちに出合い、著書や講演でご紹介するなかで、不思議なエピソードをたくさんうかがうようになりました。

お産についての本はいろいろ出版されていますが、妊娠の経過や分娩の注意点など実務的な情報を記述したものがほとんどです。もちろん、そういう知識が役立つ場面はあります。

ただ、そういった解説はどちらかというと表面的なものであり、「お産とはどういうものか」、ひいては「なぜ、命はやってくるのか」「人はどうして生まれるのか」という本質的な意味でお産を語る本は、まだそれほど多くないのではないでしょうか。

私が感じるのは、「当事者のお母さんから見たお産」と「産科医が見たお産」は違う、ということです。1回1回のお産はすべて異なり、再現性がありませんし、お母さんの受けとめ方もまたそれぞれです。

産科医から安産に見えても、お母さんにとっては苦しいお産であることもあれば、医学的には大変なお産でも、お母さんには人生を変えるすばらしい体験であることもあります。

お産の概要ではなく、その「意味」を語ることができるのは、ただ当事者のお母さんしかいません。

じつは、産科医療の現場では「奇跡」がよく起きています。

救命できないといわれた子が助かったり、障がいがあると推測された子が元気に生まれたりすることもあります。

そして、原因はまったくわからないまま、ご家族にたくさんのきらめく思い出を残して、空にすっと還《かえ》ってしまう子もいます。

お産は、奇跡の宝庫です。

「奇跡」の定義が「めったに起きないこと」「常識では考えられないような不思議な出来事」だとすると、お産の「奇跡」は、あえて奇跡とは呼べないほど、しばしば起きています。

それは、命の誕生そのものが、ほんとうはすべて奇跡なのだということを意味しているのかもしれません。

お産には、ひとつひとつ物語があります。

そしてそれらは、お母さんの心の奥に大切な宝物としてしまわれています。

「奇跡の物語」を集めたら、常識ではとらえきれない、お産のもうひとつの姿が見えてくるのではないか――。

そんな思いが、この本の企画の原点でした。

すべての人は、命がけで産んでくれたお母さんがいたからこそ、この世に存在しています。

この本の「心温まる奇跡の物語」が、その当たり前の真実を思い出させて、生きる喜びを深く味わうことにつながるなら、とてもうれしく思います。

池川　明

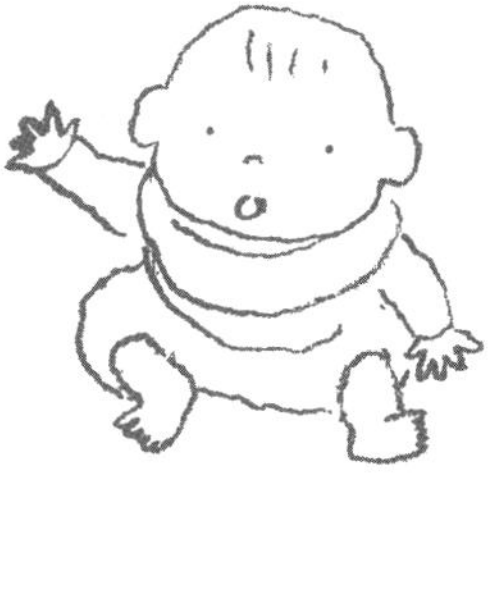

ママ、いのちをありがとう。目次

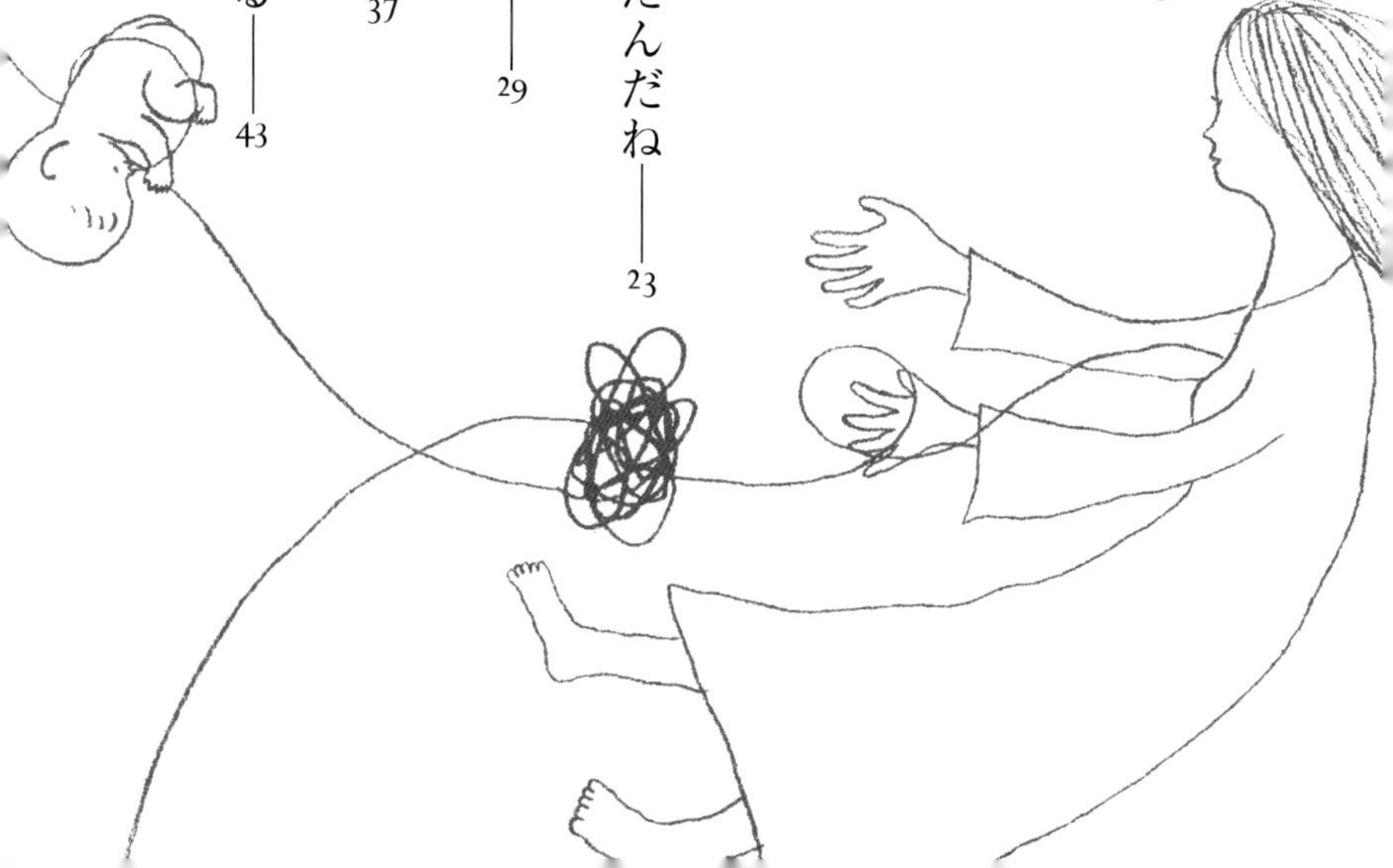

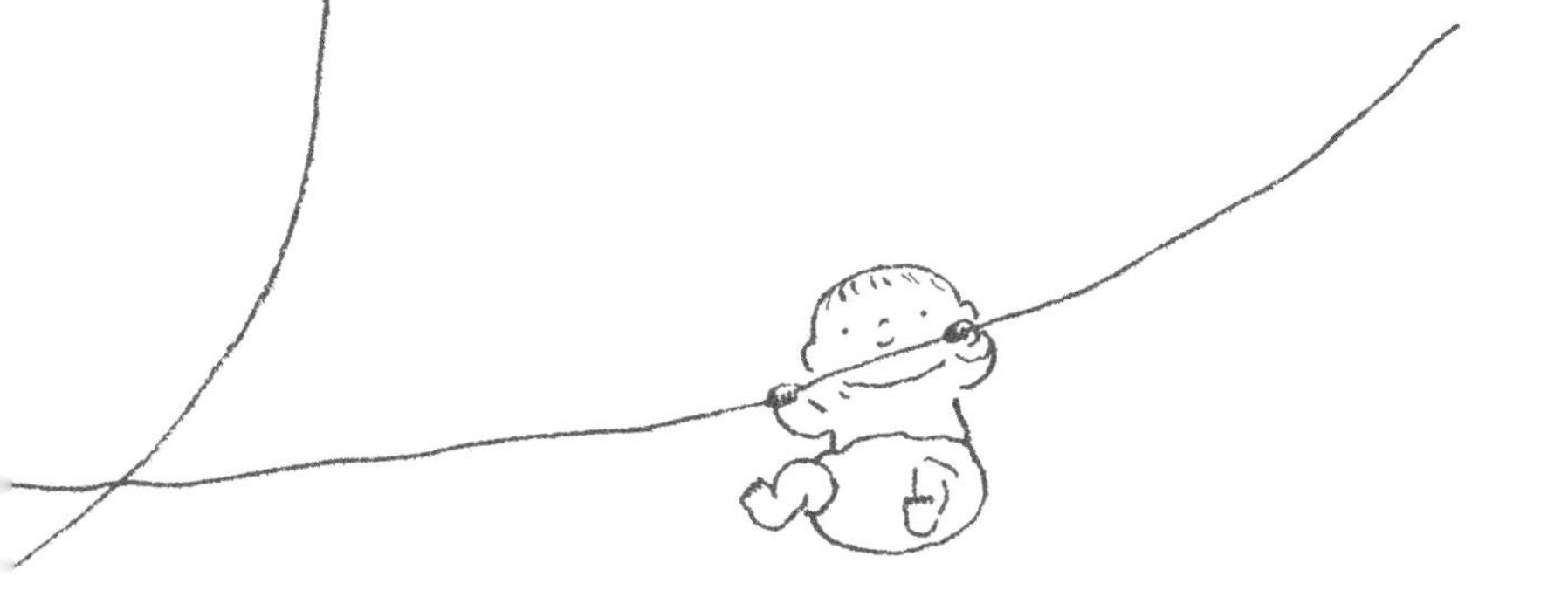

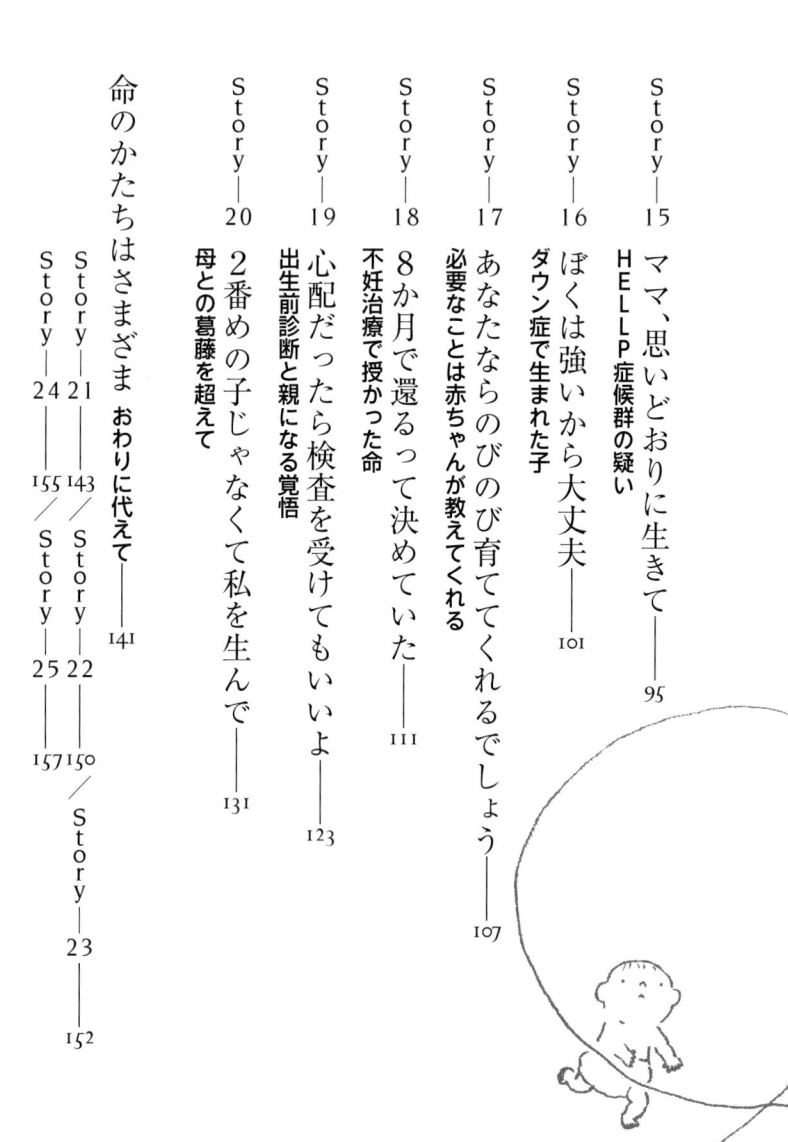

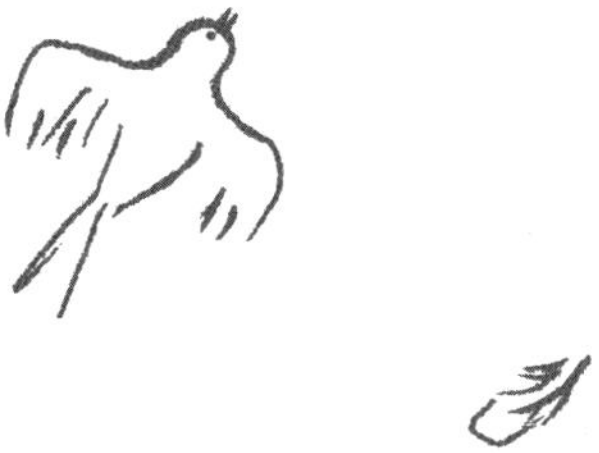

Story—1

いまから出るよ！

お産で
よみがえった記憶
加代子さんの話

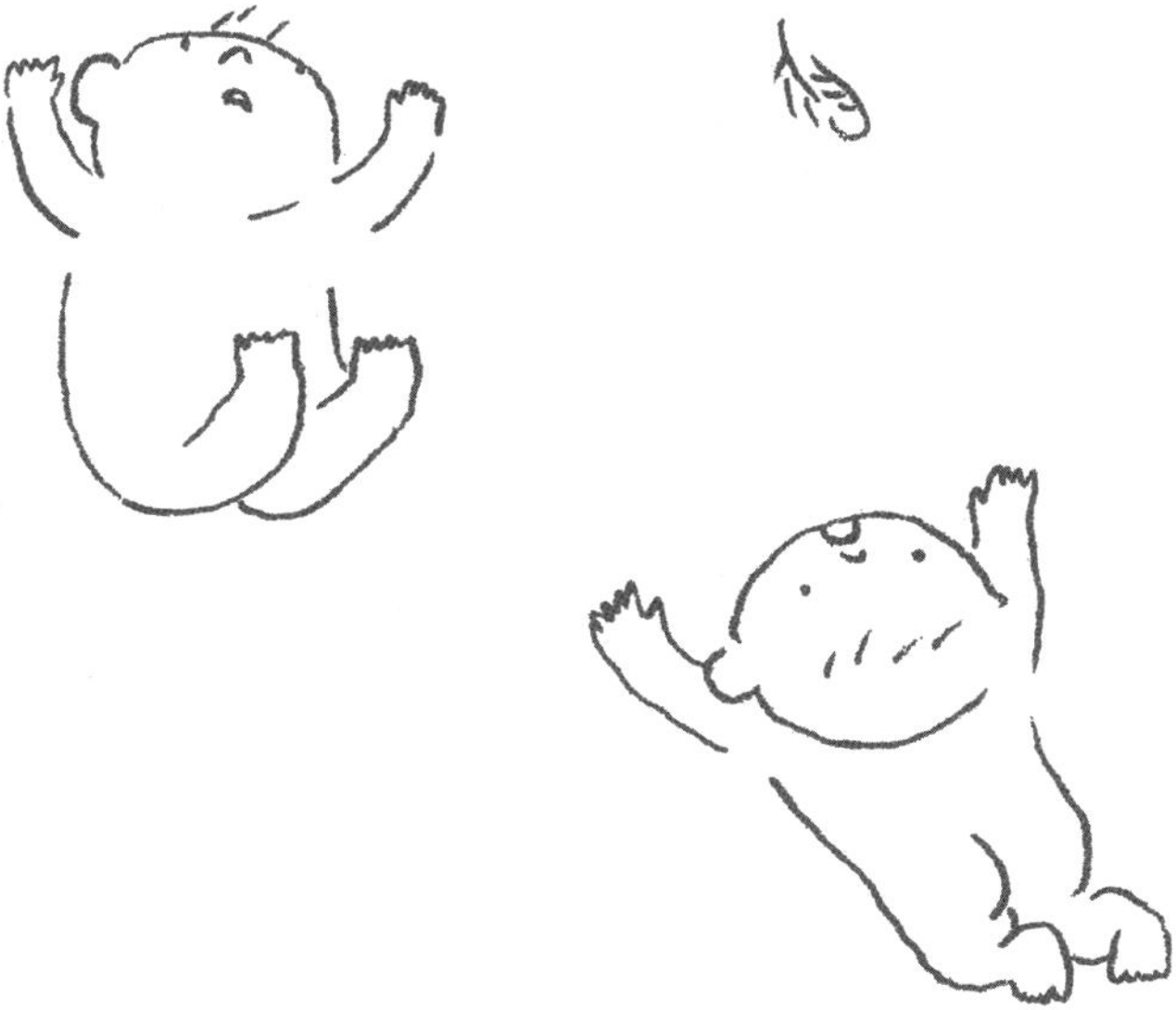

分娩の日、深夜3時に、おなかが張っている感覚で目が覚めました。赤ちゃんは頭を子宮の左側に寄せ、足を上に向けていました。そして、ちょうど私の左腰骨の内側、赤ちゃんの頭か心臓があるあたりから、びびび、と何かが震動したのを感じたのです。

赤ちゃんが「いまから出るよ！」と言っていると確信しました。10分おきの陣痛が始まったので、助産師さんに連絡をして来てもらい、6時半に娘が生まれました。

お産のあと、私自身の誕生の記憶もよみがえりました。

私は母のおなかにいたとき、外が怖くて、出たくありませんでした。ところが、頭の上のほうにいつもいる存在に、

「いまだよ。いつかは出なくてはならないよ」

と語りかけられたのです。

やっと決心がついたとたん、母に「待って！」と言われました。私は、

「もう戻れないよ。進み始めたの。私が決めたことだから、私のペースで出

るよ」

という強い感覚とともに、体が動いていくのを感じました。

ふと気づくと、私は母の胸の上にのせられ、泣いていました。

神さまのような人が、

「こちらの世界では、この人があなたのお母さんだよ」

と言い、遠くに離れていきました。

私は「あの人とはもうお別れだ」と気づきました。

記憶がよみがえってから、私の誕生について、母にたずねてみました。

陣痛が始まったとき、母はバスもない田舎にいました。車を運転できる人がそばにいず、タクシーもつかまらず、困り果てたあげく、近くの民家に飛びこんで病院まで運んでもらったそうです。

乳児のときのことも思い出しました。空腹で泣いたら、母でないだれかがおっぱいをふくませてくれたのです。味が違うけれどまあいいや、という気持ちでのみました。

このことを母に確認すると、私は生後4、5か月のとき一度だけ、外出中の母にかわって、叔母に授乳してもらったことがあるそうです。

もうひとつ、とてもさみしい記憶も残っています。茶色いベビーベッドに寝かされて、泣いてもだれも来てくれない。おもちゃはあったけれど放っておかれた。

これも母に聞くと、自宅は白いベビーベッド、母の実家では茶色いベビーベッドで、里帰りのとき一度だけ、しばらくの間泣かせてしまったことがあったそうです。

新しい命を授かるプロセスは、生死の境をさまよう体験なので、過去の記憶とつながりやすくなるのかもしれません。

妊娠中には、生まれる前の記憶も思い出しました。助産院でイメージ療法をしたとき、宇宙から火の玉のようなものが地球にやってくるイメージが鮮やかに浮かんだのです。

そのとき、「たましいは生まれ変わりを続けながら、天と地を行き来している。私はいまの人生を楽しみながら学んでいる」と気づきました。「生まれてきてよかった」とうれしさがこみあげました。

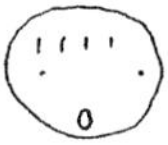

加代子さんは、お産の前に、赤ちゃんが「いまから出るよ」とメッセージを送っているのを感じています。「生まれるときは、自分で決める」と語るお子さんはしばしばいますが、そんな赤ちゃんの意志を感じとったのでしょう。

ご自身も、妊娠とお産をきっかけに、生まれる前の記憶がよみがえっています。そして、お母さんのおなかの中で「頭の上のほうにいつもいる存在」にうながされ、自分で「出る」と決めたことを思い出されました。

陣痛が起こるしくみは、医学的には次のとおりです。

まず、赤ちゃんがおなかの中で呼吸の練習をすると、肺サーファクタントというたんぱく質が生成されます。これは、赤ちゃんが生まれるとすぐ肺をふくらませて、呼吸できるようにする働きがあります。

肺サーファクタントが生成されると、マクロファージという白血球の一種が子宮に入りこみます。これが子宮の筋肉の興奮を引き起こして、陣痛を起こすのです。

赤ちゃんの呼吸の練習によって生成される肺サーファクタントが、陣痛を引き起こすという意味では、分娩のプロセスを始めるカギを握っているのは、じつは赤ちゃんといってもいいかもしれません。

お産という極限的な状況を体験することで、奥深くに眠る記憶が揺り動かされることは、しばしばあるようです。

自分の記憶がよみがえることによって、子どもの気持ちもわかるようになるでしょう。

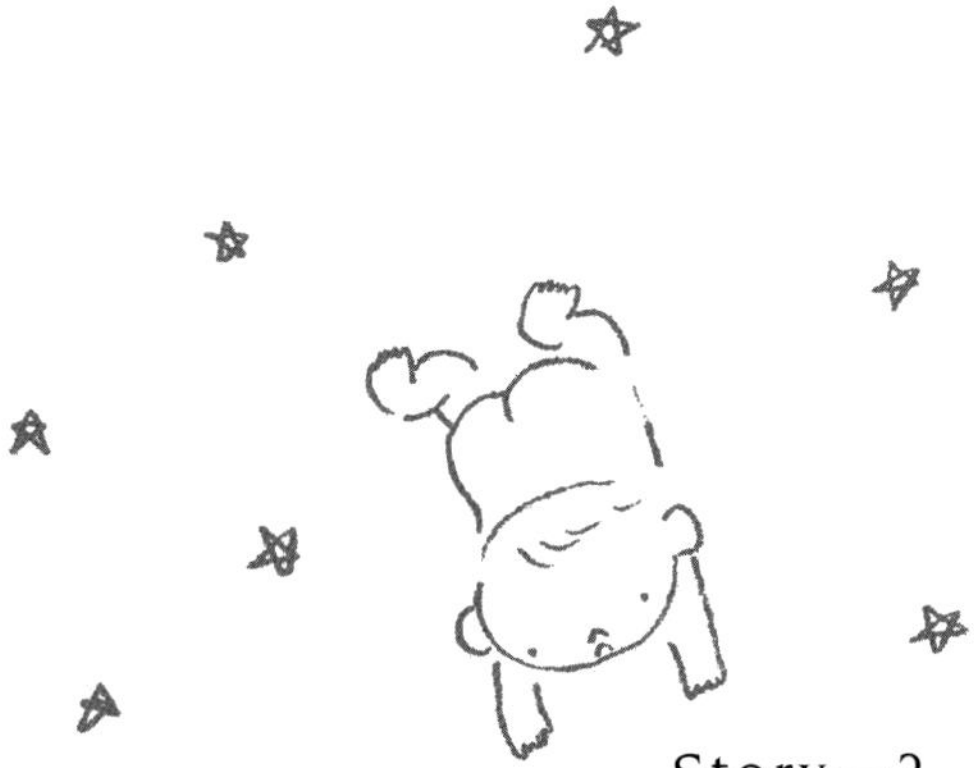

Story—2

ずっと家族だからね

人は「光」の
存在なのかも

志真さんの話

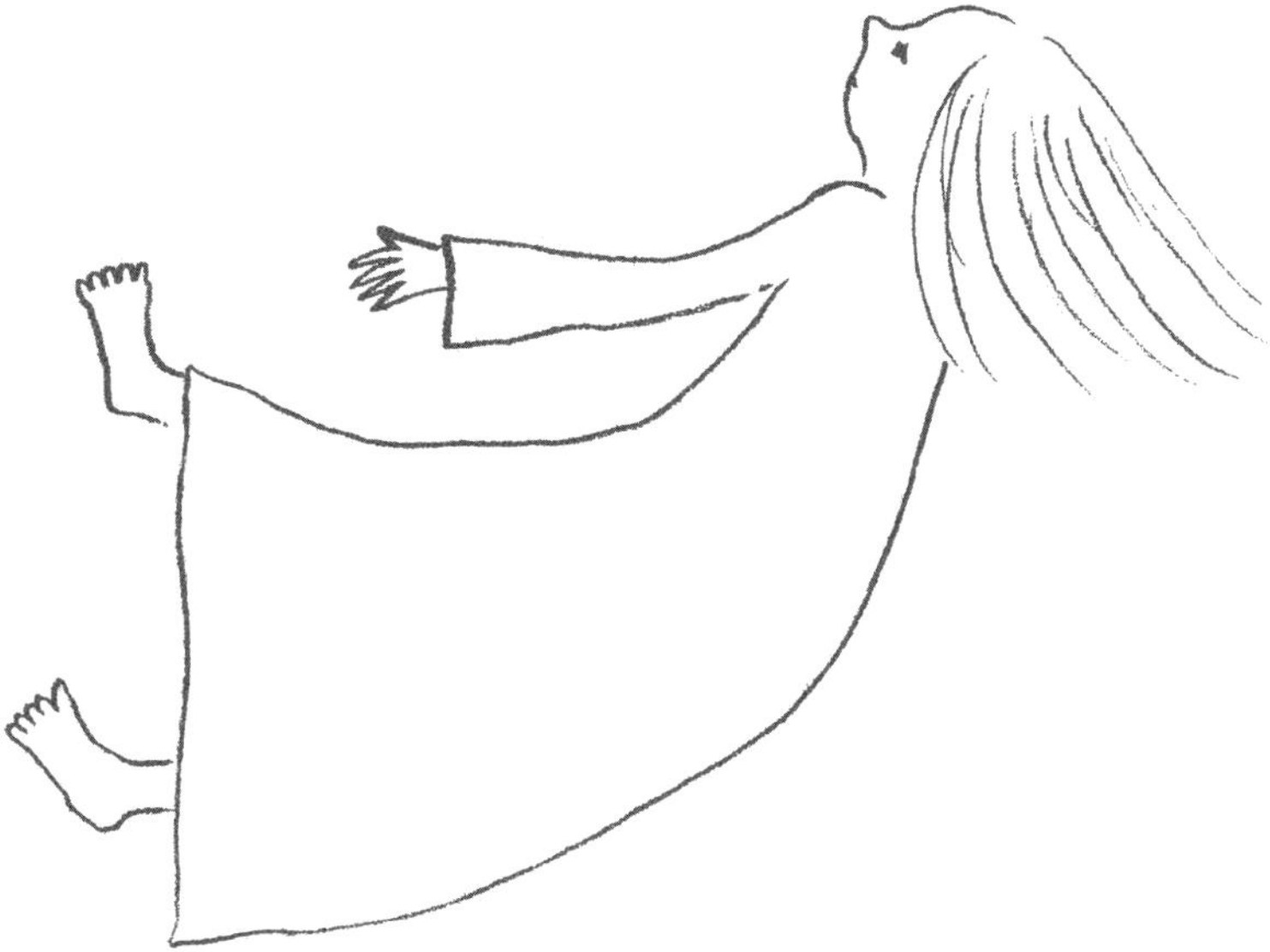

長女がおなかにいたとき、つわりで入院中に喘息《ぜんそく》発作を起こし、16週で破水しました。主治医の先生には、

「死産になるか、生まれても障がいが残るかもしれない」

と言われました。ショックでしたが、ただ「生きて生まれてほしい」という一心で、長い入院生活を送りました。

幸い、赤ちゃんは無事に育ってくれました。

おなかが目立ち始めたある日、私は宇宙にぽつんと浮かんだ部屋のベッドに横たわっている夢を見ました。

窓の外は、あたり一面きらめく星。うっとり眺めていると、大きな光がすごい勢いで私のほうへ向かってきて、「ぶつかる！」と思った瞬間、私の体に飛びこんできました。衝撃も痛みもありませんでした。

のちに、それはたましいがおなかに入った瞬間だったのだ、と気づきました。私はあの夢で、人は光の存在だと教えてもらったのです。

お産は39週の安産でした。自分から飛び出すように、すごい勢いで生まれてきました。

長女が11歳になったとき、私は稽留流産《けいりゅう》をしました。

「心音がない」と診断される数日前、おなかからエネルギーが消えたのに気づいていたので、「やっぱり」と思いつつも、大きなショックを受けました。

その半年後、クリスマスの前にまた赤ちゃんを授かりました。

長女はお小遣いでクマのぬいぐるみを2つ買い、サンタさんに、

「ひとつは天国の弟に届けてください。もうひとつは、今度生まれてくる子のはじめてのクリスマスに、プレゼントとして持ってきてください」

と手紙を書いてくれました。

翌年、長女は、弟が生まれていたら1歳の誕生日にも、

「たんじょうびおめでとう。ずっと家族だからね」

という手紙を書きました。

流産のあと、私は「産んであげられなくてごめんね」という罪悪感に苦しみました。

けれど、長女が先に還った子もきょうだいとして語りかけてくれることで、

その苦しみもしだいに癒やされていきました。

その後、次女が生まれて、気づいたこともあります。

長女はあれほど過酷な状況でも、本人の生命力で生まれました。流産した子にも、生まれる力はあったはず。それでも亡くなったのは、生まれないことをその子自身が選んだのでは、と思えるようになったのです。

次女のお産は、帝王切開でした。逆子で、お灸や外回転術などを試しましたが、どうしてもなおりませんでした。

手術後、執刀医に、妊娠高血圧症候群（妊娠中毒症）で腹水がたまっていた、と告げられました。自然分娩では、私の命は危なかったかもしれません。逆子でいることによって、次女は健気にも私を守ってくれたのだと思います。

長女には、生まれる前の記憶があります。

白いひげの大きなおじいさんに「ママのところに行きたい」と頼んで、私のおなかに入ったそうです。

「おなかの中では、天使さんたちとラッパを吹いてにこにこ笑ってすごした」と言っていました。

また、「本当のお父さんとお母さん」が「向こうの星」にいて、いつも見守ってくれているそうです。星は宇宙にたくさんあって、そのうちの「みんな笑顔の星」から来たといいます。長女にとっては、この家庭が地球でのホストファミリーなのでしょう。

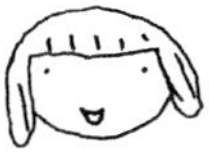

志真さんは、「笑顔の星」から来たという長女、空に還っていった長男、逆子で帝王切開で生まれた次女の3人の子のお母さんです。
長女さんの妊娠中、「大きな光」がおなかに飛びこんでくる夢を見ています。
このあともいくつかのエピソードで登場しますが、赤ちゃんを授かる前や妊娠中に「光」を感じられるかたはたくさんいます。

また、子ども自身が、

「生まれる前、ぼくは光だった。光のお友だちがたくさんいた」

と語ることもあります。

不思議なことに、お子さんを亡くされたかたも、ちらちら輝く光を見て「あの子が還ってきた」と感じられることがあります。

こういったお話をうかがうと、たましいはもともと光なのだろう、と思います。たましいを生きることは、命の輝きを忘れずに生きることでもあるでしょう。


長女さんは、「向こうの星」から地球にやってきたと語っています。これは、最近、私がよく耳にする傾向です。

そういった「星の子」たちは、弱肉強食のこの世のルールにとまどうことも多いようです。「星の子」たちの感性を受け入れて、人々が愛を思い出すなら、果てなき欲望によって危機にある地球を救えるのではないかとも感じます。

Story—3

家族をまとめるために来たんだね

結婚を祝福して還った赤ちゃん

美帆さんの話

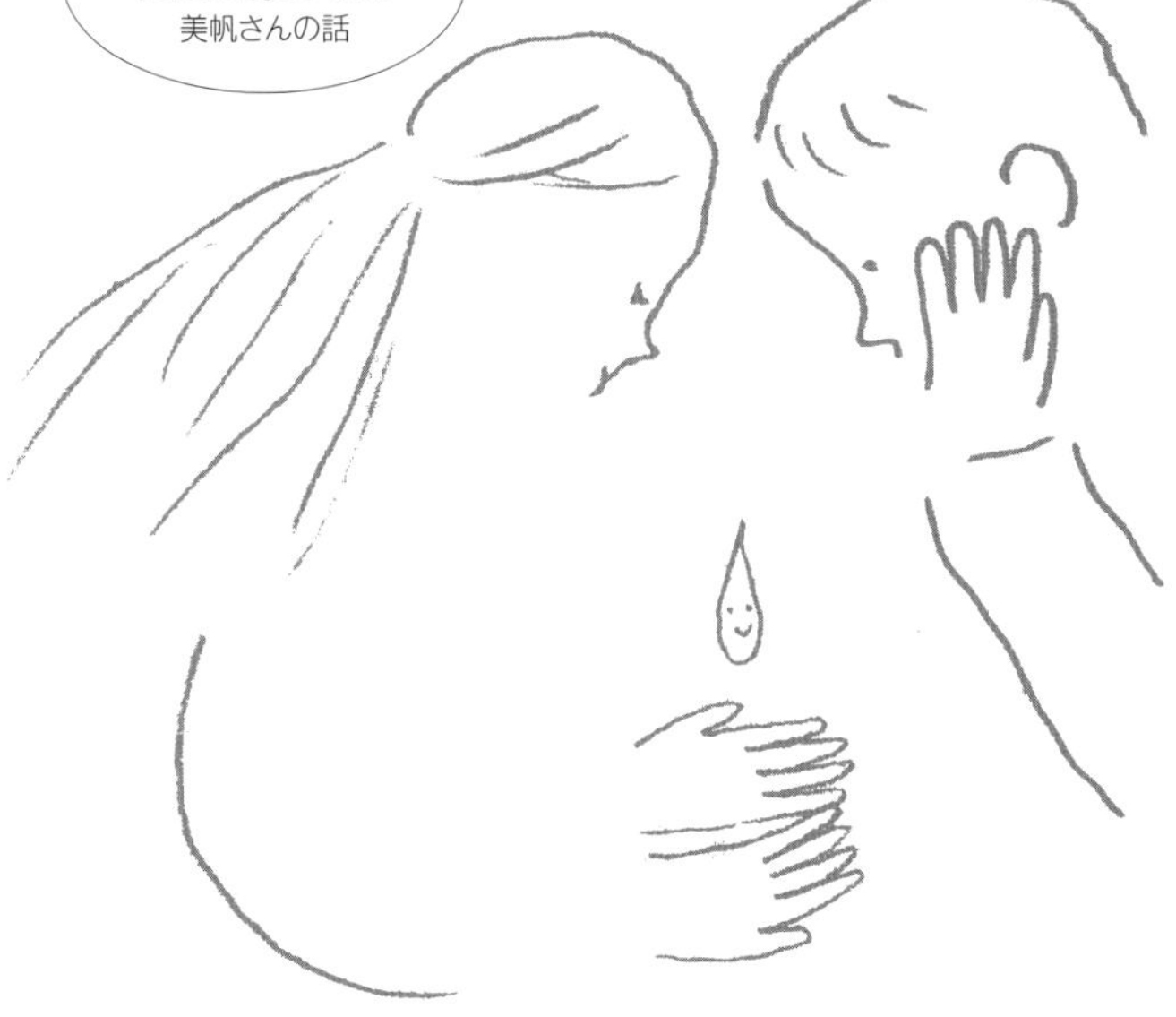

私には、結婚の直前、空に還った赤ちゃんがいます。

私たちの結婚の意志はかたく、式の日取りや場所も決めていましたが、私の両親に反対されていました。彼が自営業で、家庭の事情も複雑だったからです。

彼の人柄をよく知れば理解してもらえると信じていましたが、家族の祝福のない中で結婚の準備を進めることは、とてもつらく、悶々とした思いがありました。

そんなころ、妊娠がわかりました。

うれしかったけれど、結婚前の妊娠で彼の印象が悪くなったらと不安で、家族にはなかなか言いだせずにいました。彼に実家まで来てもらっていっしょに報告しようと決めたところで、赤ちゃんは還ってしまいました。

まだ初期の自然流産で、体への負担はそれほどありませんでしたが、とてもショックでした。

家族には、妊娠でなく流産を涙ながらに報告しました。

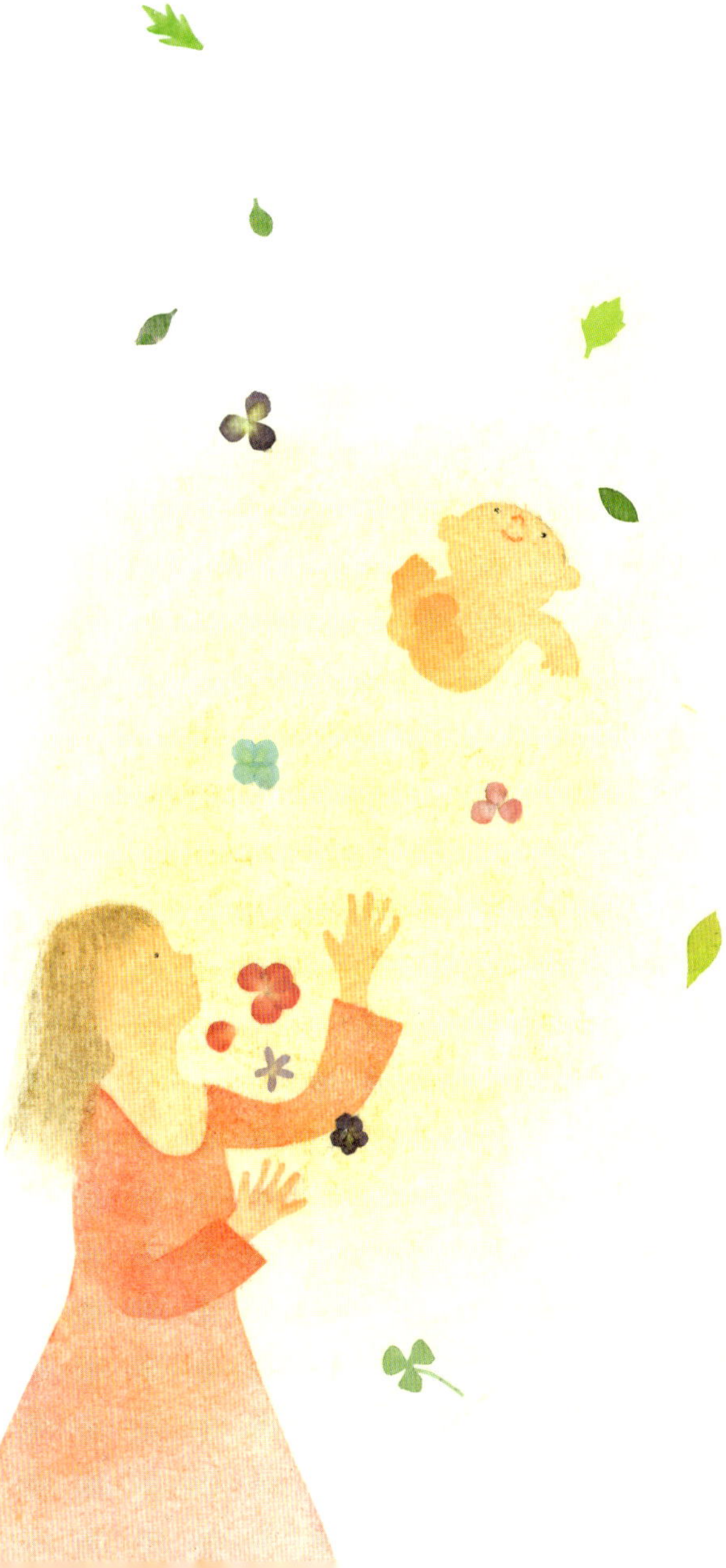

すると、家族の態度が一変しました。結婚に協力的になったのです。何を相談しても「勝手にすれば」と冷たくあしらわれていたのに、引っ越しの準備も積極的に手伝ってくれるようになりました。

あとで母に聞いたところ、結婚を反対されていたので私が妊娠を言いだせず、体調が悪いのに無理をして流産したのではないかと、強く後悔したそうです。父も同じ気持ちでした。

「本当は楽しく準備したかったのよ」と母は言いました。

私たちは、みんなに祝福され、円満で心に残る結婚式を挙げることができました。

あのとき流産という悲しい結果を迎えていなければ、家族の理解を得るのに長い時間がかかったことでしょう。

夫とはいつも、

「あの子は、家族をまとめるために来てくれたんだね」

と話しています。

空に還った赤ちゃんには、いまも深く感謝しています。

たましいが永遠で、あの世とこの世を行ったり来たりしているなら、この世の人生は旅行のようなものかもしれません。旅行には、長期滞在もあれば、1週間の視察旅行も、ちょっとした日帰りの旅もあります。

生まれる前の記憶がある子によると、空の上は穏やかですが、刺激がなくて退屈だそうです。

そんな子どもたちにとっては、冒険も混乱もあるこの世の暮らしは、メリーゴーランドもジェットコースターもお化け屋敷もそろった、テーマパークのように楽しそうに見えるのでしょう。

おなかに宿れたらそれだけで、赤ちゃんにとっては「この世を見学する」という目的を達成したことになります。この世から見ると短い時間でも、だからこそ印象深い旅になったかもしれません。

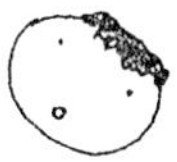

流産すると自分を責めるお母さんも多いのですが、途中で空に還った記憶のある子からは、還ることは自分で決めたという話をよく聞きます。入ってみた体がやはり今度の人生には合わなかったとか、自分が流れることで子宮をきれいにするとか、さまざまな事情があるようです。

ただし、お母さんを悲しませようとして還ったという話は、聞いたことがありません。

美帆さんの赤ちゃんは、ご家族に和をもたらすという大きな役目を果たしました。

美帆さんはシンガーソングライターだそうです。赤ちゃんはきっと、お母さんの幸せな歌声を、空の上でにこにこ聴いていることでしょう。

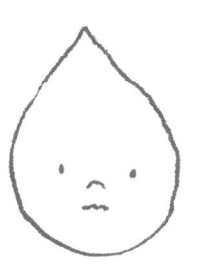

Story—4

私、帰るね。ばいばーい！

おなかの中からのメッセージ

恵美さんの話

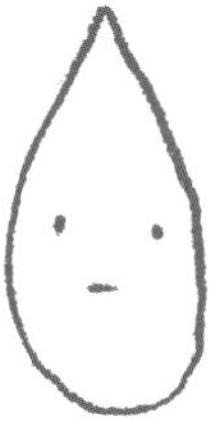

私には、初期に流産した赤ちゃんがいます。

私が妊娠に気づく前に、3歳の上の子が、

「赤ちゃんやっと来たね。女の子だね」

「ぼくがウルトラマンギンガで、お空からぐるぐるーっていっしょに来たんだよ」

と教えてくれました。

ところが、10日後に出血が始まりました。血は止まらず、陣痛のような子宮の収縮も始まりました。

そして、「り・ん」という言葉が突然頭に降ってきた翌日、大きなかたまりが出てきたのです。すぐ、赤ちゃんだとわかりました。

まだ顔も体もないけれど、とても愛おしくて、「ありがとう」といっぱい抱きしめました。血のかたまりはほかにも出ていて手元に置いていましたが、それは明らかに特別で、出たあとも30分ほどぬくもりが残っていました。

息子に「この中に赤ちゃんいる?」と聞くと、「うん」と答えました。

家族みんなで、赤ちゃんを庭の土に還したとき、写真を撮ると白いオーブ

（光の玉）がいくつも写りました。土地の神さまや精霊に見守られているのを感じて、感謝の思いでいっぱいになりました。

空に還った赤ちゃんが陣痛を教えてくれたのも、ありがたいことでした。というのも、息子の出産は破水から始まり、促進剤を使って微弱陣痛だったので、私は次のお産で陣痛がつくか、ずっと気になっていたのです。

赤ちゃんは

「自分で生まれるよ。子宮もちゃんと動くよ」

と教えてくれました。私の不安も連れ去ってくれたかのようでした。

陣痛のあいだの「り・ん」という呼びかけが気になったので、言霊《ことだま》（やまとことば）を調べたところ、「り」は「離れる。飛翔」、「ん」は「宇宙」という意味でした。

「空に帰るね」という赤ちゃんのメッセージだったのです。後日、

「あれは、ぼくの赤ちゃんだったんだよ。だから、お空に帰ったんだよ」

と息子が教えてくれました。

その子が宿ったのは、人生の転機でした。

家族の時間を大切にするために、都市での不規則な仕事を辞めて、自然豊かな地で農業研修を開始したばかりだったのです。

赤ちゃんは、私たちが第二の人生を楽しんでいる姿にひかれて、思わず飛びこんだのかもしれません。赤ちゃんは、来るときも還るときも自分の意志で、命を楽しんでいたと感じます。

「私、帰るね。ばいばーい！」という明るい声が聞こえましたから。


その数か月後、また赤ちゃんが来たという感覚があり、「す・み」という言葉が降りてきました。言霊を調べると、「一方向に進む・身」という意味だったので、私は妊娠を確信しました。

夫は、はじめは「赤ちゃんは来ていないような気がする」と言っていましたが、畑仕事をしているとき、ふと「ゐ」という字が頭に浮かんだそうです。

すぐに「ゐ」の言霊を調べると、「実在」という意味と知り、びっくり。

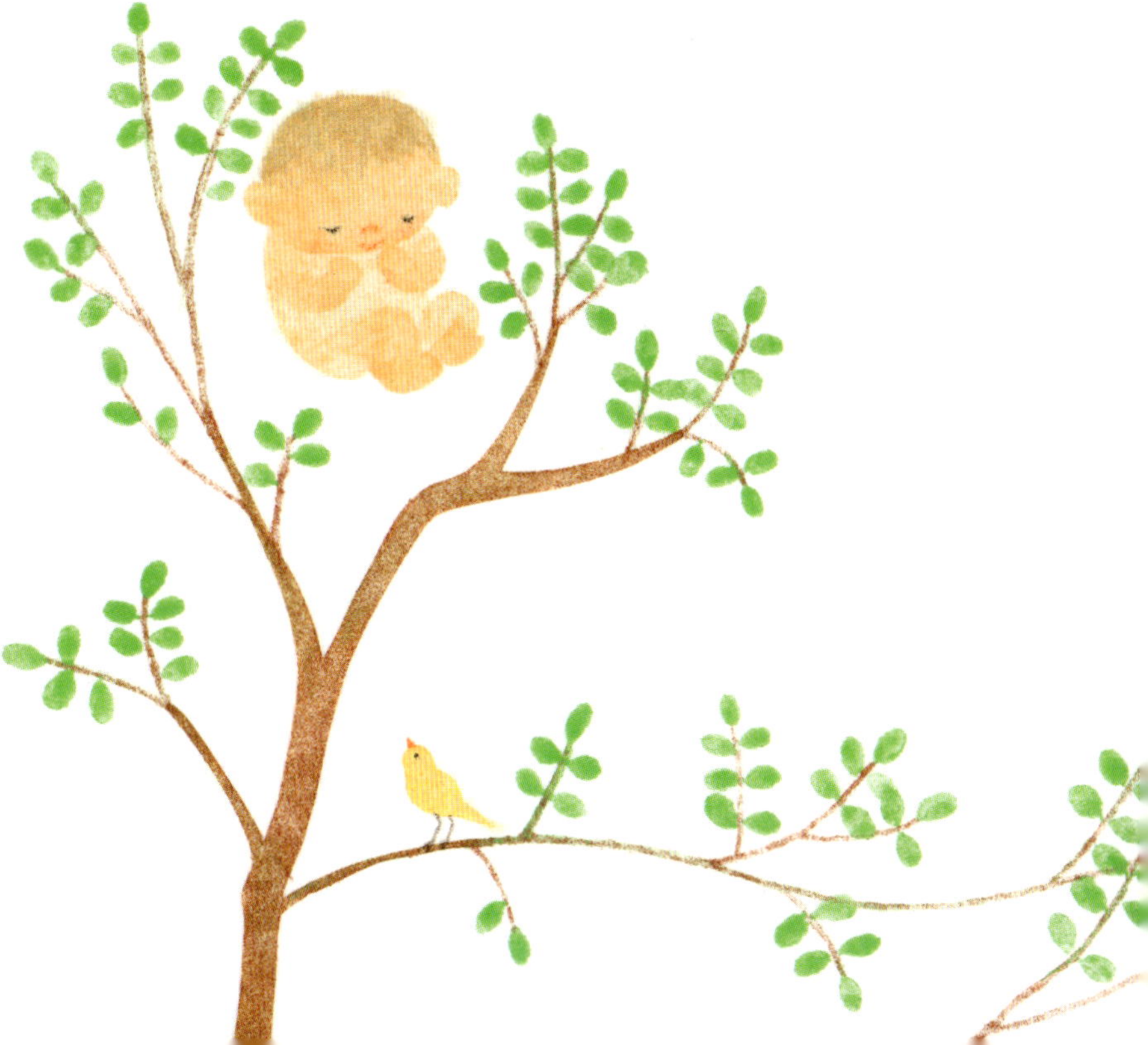

「お父さん、おなかにいるよ。気づいて！」
という、赤ちゃんからのメッセージだったのです。しばらくして、妊娠を確認できました。

その後も赤ちゃんからのメッセージが浮かぶので、よく対話を楽しんでいます。

「自宅出産したいな」と思っていたら、赤ちゃんが「私は『ま・な・い』」と教えてくれました。言霊を調べると「まんなか・調和・光（生命）」という意味でした。家族の輪の中で、あたたかく迎えられる姿が目に浮かびました。

きっと、家族のきずなを深める役目もあるのでしょう。名前も、「私はこう生きる」と決めて赤ちゃんが自分で選んでくるように思います。

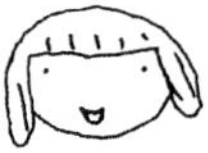

子宮はお宮に、産道は参道に、陰門は鳥居にたとえられるように、肉体はたましいの大切な入れものです。

「人は土から生まれて土に還る」という表現があります。たましいは生まれるとき空から下りてきて、亡くなるとまた空に還っていきますが、肉体は土から生まれて、また土に還っていきます。

私たちは土によって育まれる食べものをいただき、大地の神さまに体を授けてもらうのです。日本には「産土の神」という信仰がありますが、人はその土地の神さまに見守られながら、この世に生をうけるのでしょう。

大地とのつながりは、人の命を支える根源的なものです。大地から肉体を、天からたましいを授かり、天と地をつないでいくいとなみが、生きていくことなのです。

自然豊かな集落に移住してすぐ赤ちゃんが来たこと、そして旅立ちを穏やかに見送れたことには、すべてを包みこむ大地の力を感じます。

おなかの赤ちゃんのメッセージは、イメージ、インスピレーション、夢、香りなど、さまざまなかたちで伝えられます。恵美さんは、それを「言霊」というかたちで受けとめました。

現代人は、思いを伝えるとき、言葉に頼りがちです。

けれど、表面的な言葉にこめられる情報はごく一部であって、実際は、人はもっと直観的なところで心と心のやりとりをしています。

赤ちゃんとの対話が、そのような直観をとぎすませるきっかけになれば、すばらしいと思います。

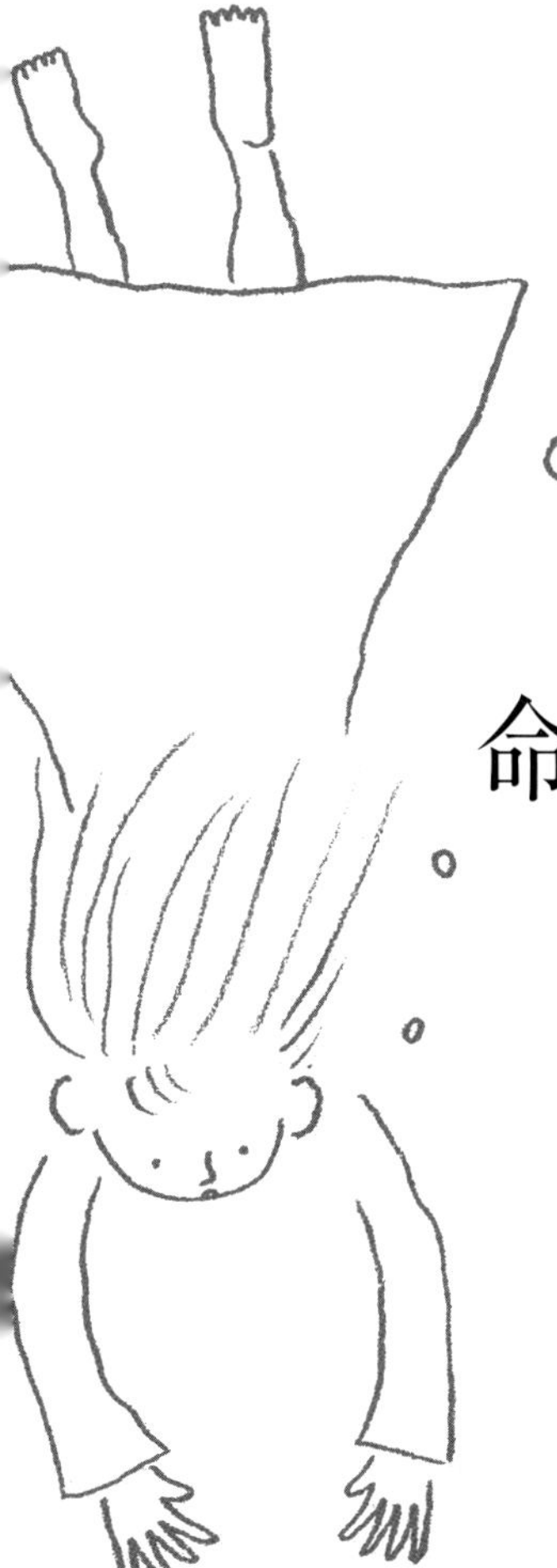

Story—5

命があって、よかった

思いがけない自宅出産

理恵さんの話

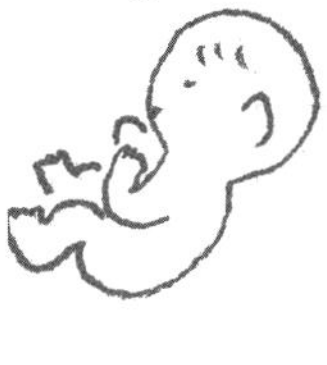

上の2人の出産は総合病院でした。会陰《えいん》切開のあとの回復が思わしくなく、産後とてもつらかったです。

その体験から、3人めは自然分娩を希望しました。

はじめは自宅出産を望みましたが、病院に「緊急受け入れはできない」と言われて、そこまでの覚悟がつかず、助産院を選びました。

お産の日、陣痛が5分間隔になったので助産院に行きました。

ところが、陣痛は途中でふっと止まってしまい、「赤ちゃんは上のほうでぷかぷか浮いていますよ」と言われて、自宅に帰りました。

その後も強い痛みが不規則に続き、夜にまた痛みがきたのですが、また前駆陣痛かと思いました。陣痛は赤ちゃんのメッセージと思い、痛みを逃そうとしてお風呂に入ってひと息ついたら、身動きできないくらいのドーンとした痛みが始まりました。一度いきみ、二度目にいきみたくなったときは、もう赤ちゃんの頭が見えていました。

動揺しましたが、「赤ちゃんと自分を信じて産むと決めたのだ」と気を取り直しました。そして、陣痛は赤ちゃんがお母さんを呼ぶ声だと思って、「いっしょに生まれてこようね」と語りかけました。

「神さま、お願い。赤ちゃんに酸素を届けて」と祈りました。いきむときは、酸素を送り、赤ちゃんとつながってひとつになる感覚がありました。

そして、赤ちゃんの頭がぐーっと会陰を広げ、もうこれ以上広がらないと思ったとき、そばで支えてくれた母が「頭が出たよ」と教えてくれました。

赤ちゃんはたまごのように羊膜に包まれ、全身紫色でした。一瞬、「死なせてしまったかも」という恐怖がこみ上げましたが、膜を破ると元気な産声《うぶごえ》を上げました。

その後、助産師さんが自宅に駆けつけて、ケアをしてくださいました。

産んだときの感覚はよく覚えています。

頭がぐうっと出て、最後にお尻がぷるんと出たときは、とてもすっきりして、気持ちいいと感じました。私もいっしょにのりこえたような、いっしょにこの世に出てきたような、そんな感覚がありました。

陣痛のつらさよりも、爽快な印象が強く、産後しばらくは「また産みたい」とさえ思っていました。


3人めを妊娠したとき、私はおなかの赤ちゃんに
「お母さんのところに来てくれて、どうもありがとう」

と語り続けました。いらいらしたときは、

「あなたに怒っているんじゃないよ。あなたは悪くないよ」

と話しかけました。くり返しそう語るうちに、その言葉は自分にも向けられている気がしてきました。

それまで、私は心の奥深くで、「私は生まれないほうがよかったのかもしれない」という思いをぬぐいきれずにいました。つらかったし、自分を好きになれませんでした。

けれど、赤ちゃんが産声を上げ、

「命があって、よかった。生まれてくれて、よかった」

と思った瞬間、

「私も、生まれてきてよかったのだ。この世に生まれてこなくていい命なんて、ひとつもない」

と強く感じました。

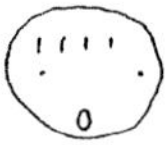

紫色で生まれた赤ちゃんを見たとき、「死なせてしまったかもしれない」と一瞬ひやりとしたということに、お産のありのままの姿を見ることができます。理恵さんは死をかいま見たために、「生も死も神さまが決めることであり、生にも死にも意味がある」と感じました。

お産に絶対の安全はありません。思いもかけないトラブルが起きたり、お母さんや赤ちゃんの容態が急変したりすることもあります。自宅出産を選ぶときは、医療介入が間に合わず亡くなることもある、という覚悟が必要です。

自宅出産は命を軽んじているという批判を受けることがありますが、それは違うと私は思います。病院でのお産は早めの医療介入になりがちで、それもひとつのリスクです。また、体にばかり目を向けるため、母子の心理面に配慮がいきとどかない可能性もあります。

世の中にはさまざまな人がいて、さまざまな価値観があります。命を大切に考えるからこそ、死生観に基づいて自宅出産をしたいと考えるかたもいます。

自宅出産したい人にも、手厚い医療サポートを受けたい人にとっても、選択肢のある社会であることが望ましいのです。自宅出産については、今後は医療のバックアップ体制がととのうことを願っています。

赤ちゃんは、理恵さんのお母さんが取り上げてくれました。孫の誕生に立ち会ったことに、おばあちゃんは深く感動したそうです。

私はあるかたから、「だれかが悟りをひらくと、その人を中心に先祖と子孫の前後三世代、合わせて七世代が幸せになる」と聞いたことがあります。

お産がもたらす深い気づきには、お母さんだけでなく、おばあちゃんの世代にも、命の不思議と喜びを知らせる力があるのです。

Story—6

私にはやるべき仕事がある

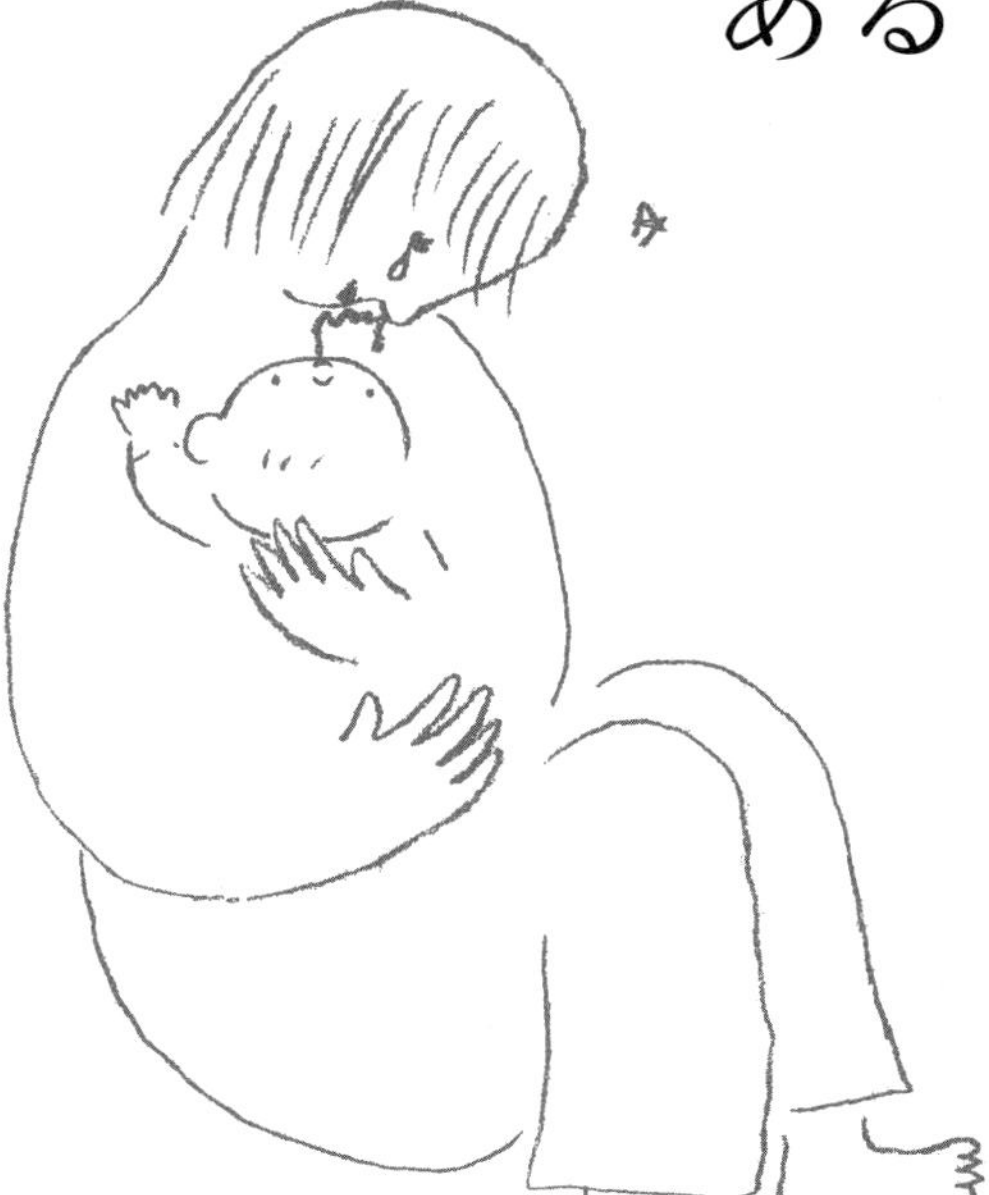

赤ちゃんからのプレゼント
恵子さんの話

5人めを授かったとき、私は150年続く薬局の4代目の薬剤師として働いていました。

上の4人の子はすぐ授かりました。その後再婚し、いまの夫との子を望みましたが、体調を崩してなかなか妊娠できなかったところ、ようやく授かった子でした。

妊娠するためによいと思われることは、すべて試しました。患者さんに投与する倍量の漢方を服用したこともあります。授かったときは、本当にうれしかった。

けれど、子宮や卵巣の状態だけ改善して妊娠したため、体に大きな負担をかけてしまいました。職場と自宅の徒歩5分の距離が、体をかばいつつ20分もかかるのです。

やっと妊娠した子で順調に育っているから、おろすわけにはいかない。妊娠5か月に入ったころ、「この子を産むのとひきかえに、私は死ぬだろう」と感じました。

そのひと月後、腹痛が始まりました。痛みは激しくなるばかりでしたが、仕事は休めず、脂汗を流しながら最後のカウンセリングを終えるころ、陣痛は20分間隔になりました。這《は》うように車のキーを取りに行ったときは、もう5分間隔に。

あまりの痛みに吐き気をもよおしてトイレに行くと、胎盤の一部がはがれ出ました。そして、「終わった」と思った瞬間、その子はつるりと出てきたのです。

羊膜に覆われ、たまごに包まれたような状態でした。胎盤にへその緒がきれいについていて、羊水の中に浮かび、まるで眠っているようでした。

赤ちゃんが外に出た瞬間はショックでしたが、取り乱しませんでした。陣痛のときすでに、「逝ってしまった」という感覚があったからです。

ふと、「きょうだいに会いたかったよ」という赤ちゃんの声が、心の中にストレートに飛びこんできました。頭で考える間もないことでした。私は赤ちゃんをすくいあげて、羊膜のまわりについているものを洗い流しました。タオルでくるみ、そっと抱えて、自宅に連れ帰りました。

産み落としたばかりなのに、体はすっかり軽くなり、20分かかった道のりを妊娠前のように5分で歩きました。なさけなく申し訳ないとともに、

「この子は、きょうだいから母親を奪うわけにいかないと思ったのだろう。自分の命と引きかえに、私を生かしてくれたのだ」

と気づきました。

長女は直感が鋭いので、

「こうなると思っていた。でも、口に出したら現実になるようで、言えなかった」

と、静かに受けとめてくれました。

次女は赤ちゃんの誕生を心待ちにしていたので、落胆していました。下の2人の男の子は、悲しすぎて受けとめきれなかったようです。

上の2人は、赤ちゃんを「かわいいね」となでてくれ、私たちは赤ちゃんを囲んで最後の夜をすごしました。

じつは死産の前、私は仕事を引退して日本を離れようと考えていました。

薬局の役割は時代とともに変わります。かつての薬屋には、医者のかわりに相談に乗り、地域の人々の健康を守る役割がありました。いまはドラッグストアが乱立し、相談薬局の存在が不要になってきました。

薬剤師として処方箋を扱い、化学薬品を処方することじたい、患者さんの免疫を下げることの一端を担っているのでは、という疑問もわいてきました。

薬局を閉じるのは重い決断で、屋号を後世に残してほしいという父の遺言を思うと心苦しかったのですが、私の体調という理由だけでなく、子どもたちにも大きな負担を背負わせることになる、もう限界だと思いました。

けれど、赤ちゃんに命を救ってもらった経験を通して、私にはこの世でまだ取り組むべき仕事がある、と気づきました。

私は薬局をリニューアルして、妊娠を希望する人や妊産婦さんたちをサポートする活動を始めました。食の提案ができるカフェ、子宮と体を温める施設、妊娠に向けてのケアなどを考えています。

赤ちゃんに意志があることを実感したので、自分を責めることなくいられました。いまの道をつくってくれた赤ちゃんに、感謝しています。

生きて生まれても亡くなって生まれても、小さく生まれても大きく生まれても、すべての誕生には意味があります。

赤ちゃんは、お母さんにたくさんのプレゼントをもって生まれてきます。

そんなプレゼントのひとつに、「お母さんにこれからの生きかたの指針を示すこと」があります。

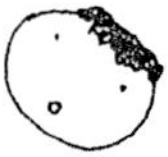

赤ちゃんは、人生の岐路にある恵子さんに大切なことを気づかせてくれました。未来からやってきた赤ちゃんが、社会貢献の理想を恵子さんに思い描かせ、ビジョンを実現する力を与えてくれたことには、脈々と続く命の流れを思わせて、心動かされます。

Story—7

約束だから、いいんだよ

赤ちゃんに救われた命

里織さんの話

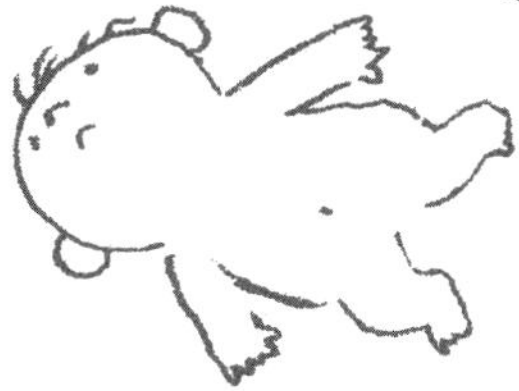

20歳のとき、高熱で体が動かなくなり、意識が遠くなって、このまま死んでしまうかも、と思ったことがあります。もうろうとしていると、3、4歳の女の子が現れ、

「私の命をあげるから、生きて」

と言って、笑いながら消えていきました。

私は子どものころから感受性が鋭いほうで、そのときも亡くなった子を見たのだと思いました。

「もう見ないようにしていたのに、高熱のせいでまた出てきた。死んだ人の命をもらってもしかたないよ」

と思いながら、眠りにつきました。ところが、目覚めると熱はすっかり下がって、つきものが落ちたように体が楽になっていたのです。

その後、私は結婚して母となり、25歳のとき、2人めの赤ちゃんを授かりました。誕生を楽しみにしていたのに、4か月で流産になったのです。

上の子を抱っこして、体に無理をかけていたのかもしれないと、私は自分

を責めて泣いてすごしました。

するとと、20歳のときに会った女の子が、また現れたのです。女の子は、

「約束だから、いいんだよ」

と言い、ほほえんで消えていきました。


その2年後、3人めが生まれてから、私は産後うつになりました。ちょうど占いブームだったので、10人ほどの占い師を訪ねたところ、異口同音に、

「あなたは20歳に死んでいるはずなのに、なぜ生きているのか不思議だ」

と言われました。

20歳のころを思い返しても、とりたてて大病や事故の経験はなく、心当たりがあるとしたら、高熱を出したときくらいです。

そしてようやく、熱のさなかに現れた女の子を思い出しました。そして、流産のあとの「約束だから」という言葉の意味が、腑に落ちたのです。

その子は宿るずっと前から私を見守っていて、自分が生きるはずだった命を私にくれたのでしょう。

いま私が生きているのは、その子にいただいた命です。

流産した子は、短いあいだでしたが、思い出を残してくれました。上の子と末っ子は顔を見るまで名前が決まらなかったのに、その子はおなかに宿ってすぐ女の子の名前が浮かび、ベビーシューズもいただきました。いま思うと、赤ちゃんは早く還ることがわかっていたので、意図的に記憶に残るものを用意してくれたのかもしれません。

不思議なのですが、その数年後、その子は友人の赤ちゃんとして生まれたようです。友人が妊娠してすぐ、私はなぜか「あのとき還っていった子かもしれない」と思い、友人も「そうかもしれないね」と言いました。

お産には友人のご主人が間に合わず、なりゆきから私が立ち会いました。赤ちゃんが産声を上げたとき、私は「あの子がこの世に還ってきてくれた」と感じました。

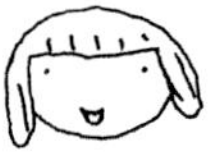

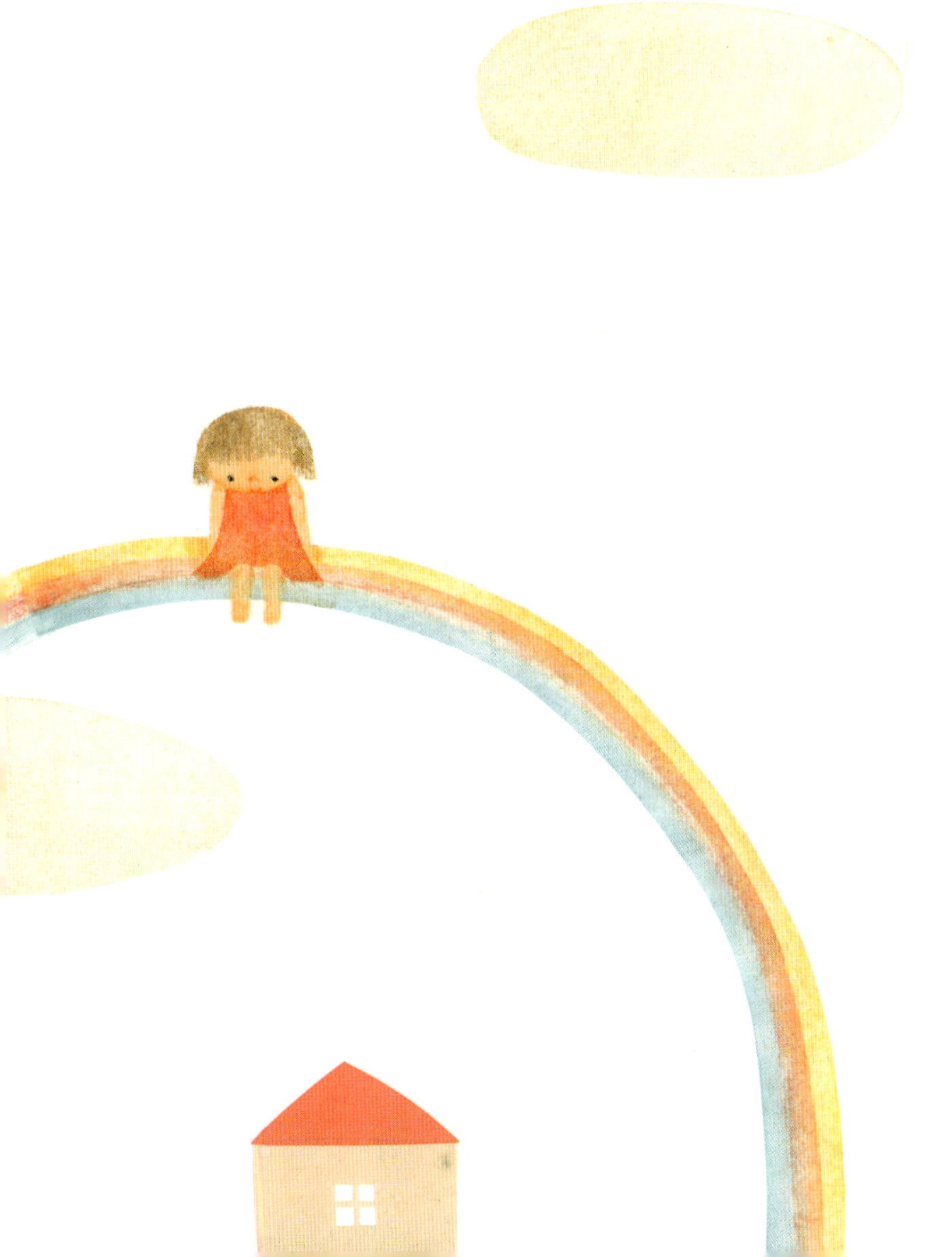

寿命について、こんな話を聞いたことがあります。

人にはそれぞれ、天に還るタイミングが何回かあって、その年齢になると落とし穴に落ちるように死んでしまう。けれど、親を思う子どもの純粋な愛は、寿命の落とし穴を埋めることができる。そしてその時期を無事に通過すると、次に天に還るタイミングまで命が続く。

里織さんの2人めのお子さんは、おなかに宿る前からお母さんを愛していて、その命が続くように守ってくれたのでしょう。

その子が、親しいご友人の赤ちゃんとして還ってきたと感じられたのも、とても不思議です。日本では、親子というと血のつながりを重視する傾向がありますが、直接の血縁はなくても、たましいのレベルでは家族のように縁の深い関係もあるのではないでしょうか。

人と人が、血のつながりだけでなく、たましいのつながりを感じられるようになったとき、「縁ある子どもはみんなの子ども」という発想が生まれて、子育てにやさしい社会になるように思います。

Story—8

あのけがには意味があった

妊娠、解雇、片腕でのお産

幸代さんの話

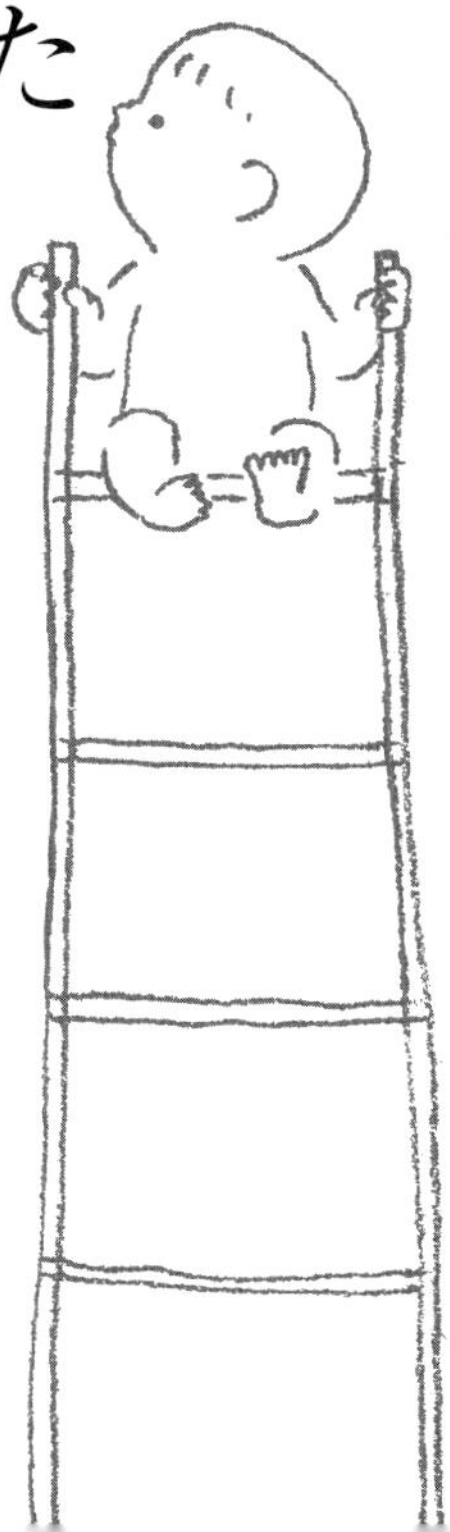

仕事が大好きではりきっていた矢先に妊娠がわかり、解雇されました。赤ちゃんを授かったのはうれしかったのですが、失職のショックは大きく、精神的に不安定な日々を過ごしました。

そして臨月のある日、大けがをしました。悪天候の中をはずせない急用で出かけたときに、強風に飛ばされたのです。とっさにおなかをかばって転倒し、我に返ったとき、右腕は明後日の方向を向いていました。赤ちゃんは無事でしたが、このショックで陣痛が始まり、2日後にお産になりました。

大けがにもかかわらず、娘は元気に生まれてきました。私は指の付け根から肩までギブスで固定したまま、産後の8週間をすごしました。片腕の子育ては、過酷でした。とくに、抱っこできないことがとてもつらかった。

妊娠中にイライラしていた報いかな……と落ちこんだこともありました。「どうして私が」と産後うつにもなりました。

頼れる親族もなく、夫は泊まりの仕事が多いため、不自由な片腕でひとりで子育てしました。産後ヘルパー、助産師さん派遣など、使える制度はすべて活用し、私の通院のときは友人に娘の世話を頼むこともありました。

けがは思ったより重傷でした。右肘靭帯《じんたい》切断、剥離《はくり》骨折、脱臼で、骨の破片が関節の間に入りこんでいました。リハビリしても腕は90度しか曲がらず、靭帯再建手術を受けました。

その後のリハビリで、家事はこなせるようになりました。腕は完全には伸びませんが、いまは日常生活に支障はありません。

数年たったいま、ふり返ると、あのけがには意味があったと感じます。けがをしたからこそ、子どもと触れ合うとき、愛情をより強く感じることができましたし、夫婦のきずなも深まりました。

けがは、私がより強くなるための試練だったのだと思います。

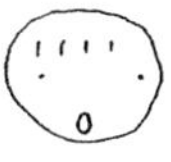

人生には、しばしば予期しないことが起きます。大けがのように大きな事件こそまれでも、子育ては予期しないことの連続です。何が起きても、それを「自分を強くしてくれる」と解釈していくなら、幸せな子育てになるでしょう。

子育てにも人生にも、「こうでなければならない」ということはありません。思いがけないことが起きるからこそおもしろいと感じられるようになったら、人生の達人といえるでしょう。

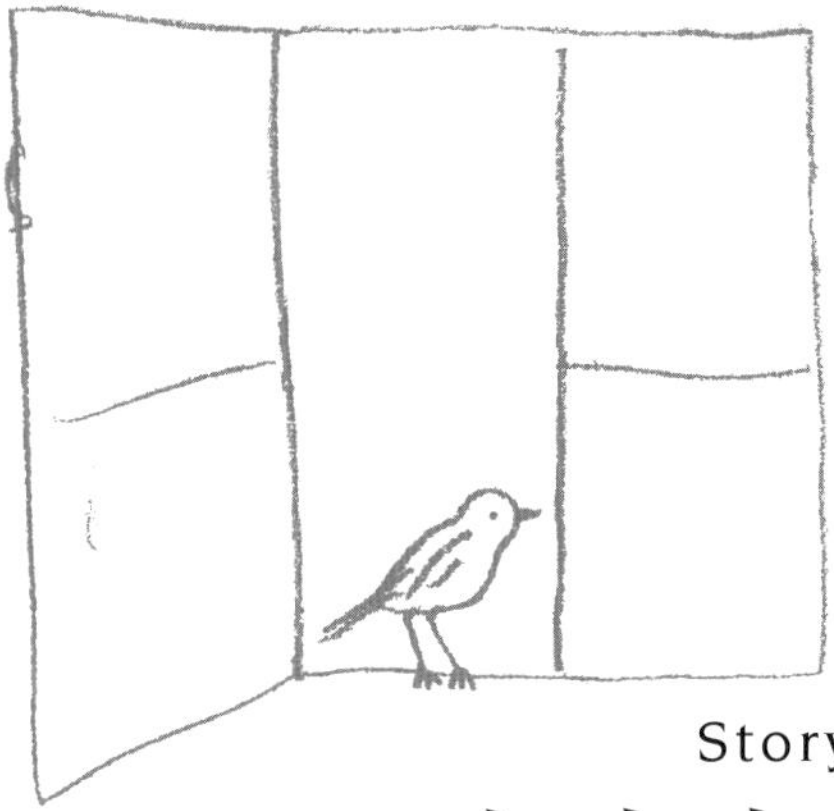

Story—9

大丈夫だから心配しないでね

病気だけど
「大丈夫」
Nさんの話

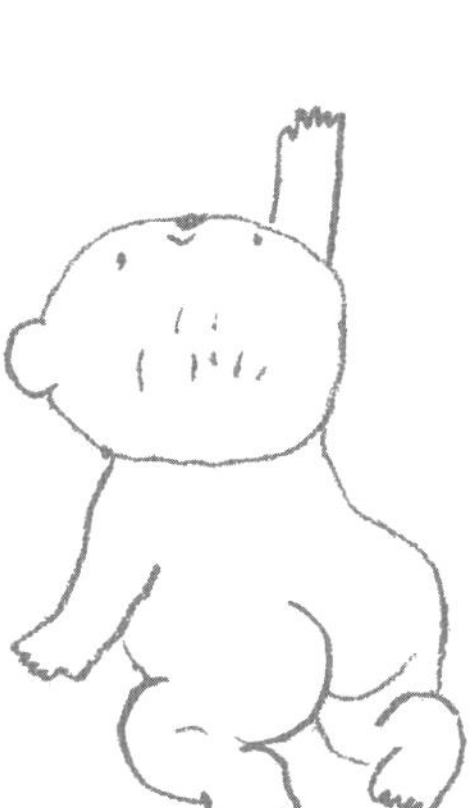

下の子を妊娠中、赤ちゃんに水頭症と心臓病の疑いがあると告げられ、大学病院に転院になりました。

不安でいたたまれず、治療に通っていたカイロプラクティックの先生に打ち明けると、その先生は赤ちゃんのメッセージを感じとって、

「赤ちゃんは、お母さんに言いたいことがあるみたいよ。『私は大丈夫だから、心配しないでね』と言っているよ」

と教えてくださり、号泣しました。

赤ちゃんは、自分の名前も伝えてきました。先生が「もう考えている名前があるみたいね」と言うので、私が名前の候補をいくつかあげると、「どれも違うみたい」と言って、赤ちゃんが望んでいる名前を教えてくれました。

はじめはぴんとこなかったのですが、漢字を聞いたとたん、腑に落ちるものがありました。

その後、病院が自宅から遠かったのと、リスクのあるお産だったので、計画分娩をすすめられました。しばらくしてカイロプラクティックに行くと、

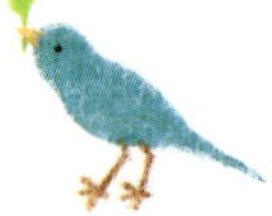

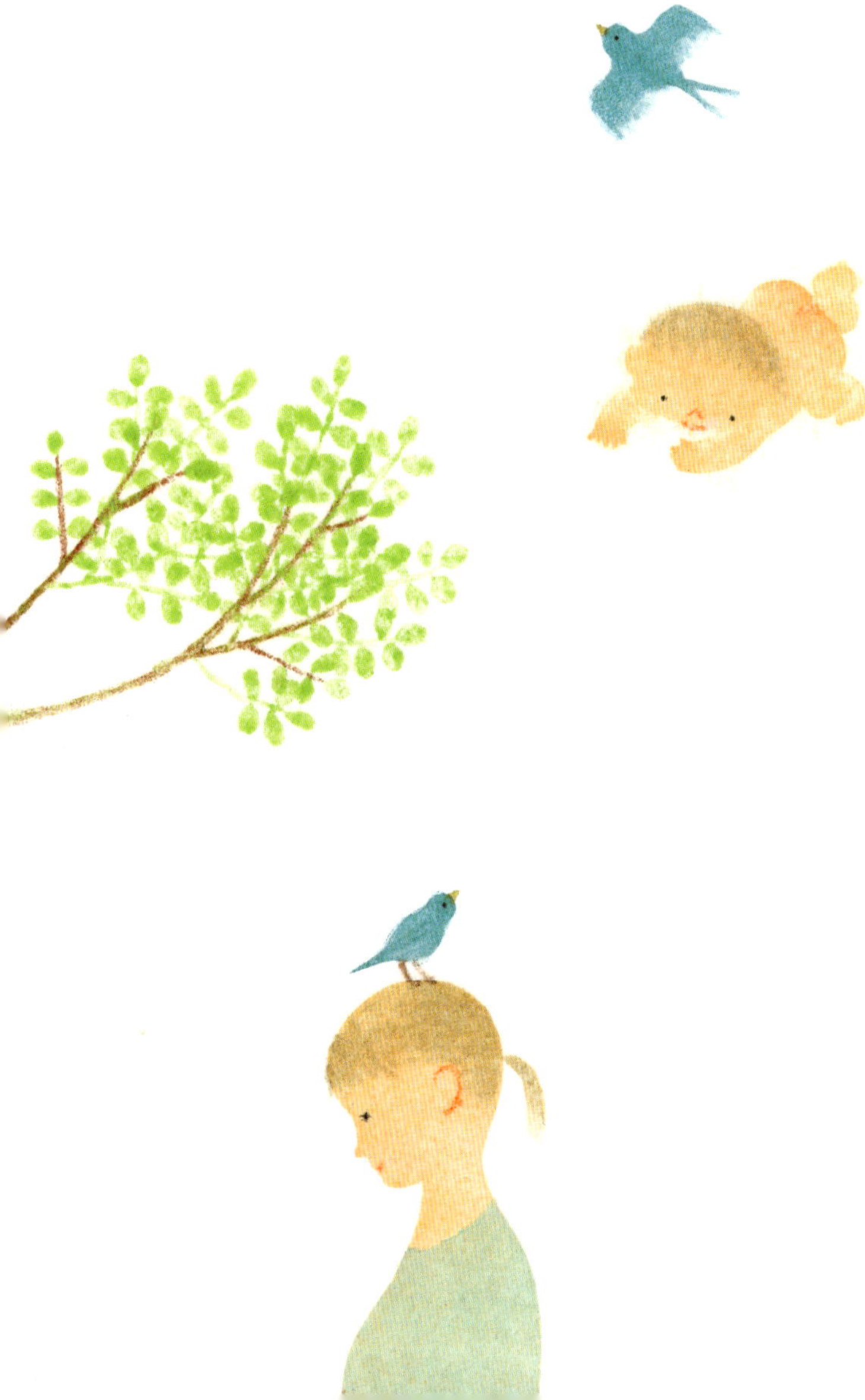

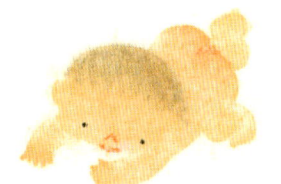

「赤ちゃんがすねているけれど、何かあったの？」

と聞かれました。計画分娩の予定も含めて近況を話すと、先生は

「『自分で生まれるタイミングを決めているのに、人生が狂っちゃう』って、赤ちゃんが言っている」

と伝えてくれました。

赤ちゃんの気持ちはわかりましたが、家族で話し合い、やはりリスクの少ないお産のほうがいいだろうという結論になりました。

おなかの赤ちゃんには、

「無事に生まれるのがいちばん大切だから、計画分娩にさせてね。ゆるしてね」

と謝って、入院しました。

促進剤を内服すると陣痛が始まりましたが、薬が終わるとすぐ、痛みは止まってしまいました。

翌日、点滴を再開することに決めたら、明け方に陣痛が始まって、点滴な

しで生まれてきました。あくまでも自分のタイミングで生まれるという、赤ちゃんの強い意志を感じました。

生まれてみると、やはり娘には病気がありました。

それでも、明るく育っていく娘を見るうちに気づきました。

「大丈夫だから、心配しないでね」というメッセージは、「健康で生まれるから大丈夫」という意味ではなかった。

「私は、自分で自分の体を選んできた。私はそれをわかっているから、大丈夫だよ」

という意味だったのだと。

4歳になったいま、生まれる前のことを聞いても、娘は答えません。でも、本当は人生の目的を知っているのに、あえて言葉にしないのかなと感じることもあります。

娘が自分で決めた名前には、明るい響きがあります。そして、その名前のとおりに、まわりを明るい笑顔にしてくれます。

計画分娩を決めて赤ちゃんがすねたとき、Nさんが「無事に生まれるのがいちばん大切だから、計画分娩にさせてね。ゆるしてね」と話しかけたのは、すばらしいことだと思います。

コミュニケーションには、お互いを尊重し、その気持ちを伝え合うことが大切です。

おとなの考えを押し通すのでも、子どもの言うままになるのでもなく、意見が対立したら、誠意をもってネゴシエーションすること。まだ姿も見えない赤ちゃんに対しても、その原則は同じです。

このお話で心うたれるのは、「大丈夫」という言葉の深さです。

幸せは、外側の条件がととのえられることではなく、状況をどのように解釈するかによって決まります。娘さんには、そんな知恵があるからこそ、まわりに明るい笑顔をもたらしてくれるのでしょう。

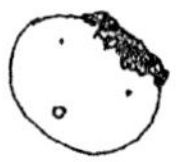

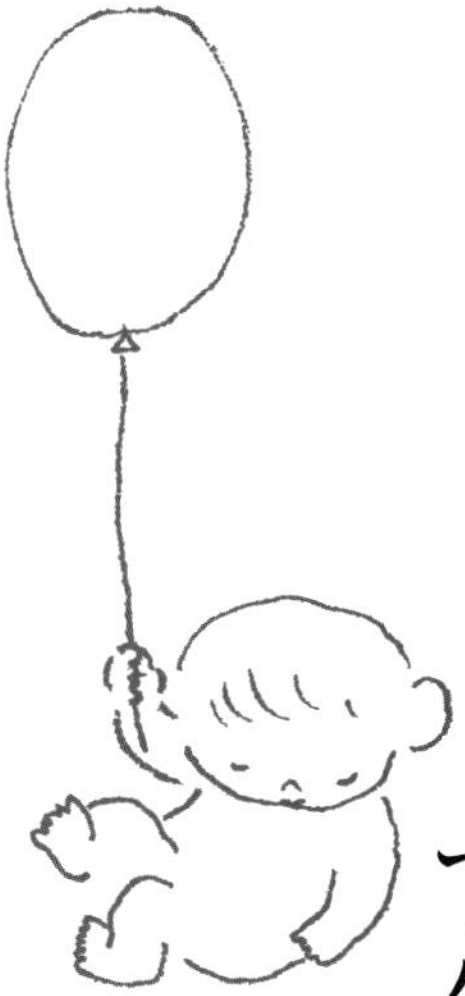

Story—10

すべては愛に包まれている

お母さんに愛を贈る
明子さんの話

私はずっと自分が嫌いで、自分も人も信用できず、孤独でした。

未婚で赤ちゃんを授かったとき、周囲にはあきらめろと意見されましたが、せっかく来てくれたのだから産むと決めました。シングルマザーとして育てる決心をして、大きくなるおなかを眺めながら、「この子だけは私の味方だ」と考えていました。

妊娠の経過は順調でしたが、38週のある日、ふっと胎動が止まりました。そのとたん、私は「赤ちゃんは亡くなった」と気づきました。診断されたときはショックでしたが、「やっぱり」とも思いました。

赤ちゃんは、私の誕生日に生まれました。

出てきたときは、怖いほどけわしい顔をしていました。しかし、赤ちゃんを眺めていると、亡くなっているのにどんどんやさしい顔に変わっていったのです。

病院から自宅に連れ帰り、ずっといっしょにすごしながら、私は、「おなかで死んでしまったこの子は、生まれたことになるのかな。あの世とこの世の、いったいどこで生きていたのだろう」

と、ぼんやり考えていました。

「すごくかわいいなあ」と、愛しく思っていると、ふいに「すべては愛に包まれている」というイメージが、心の中にズドンと落ちてきました。頭で考える間もない、圧倒的な体験でした。

息子は私にそう気づかせたくて、来てくれたのです。すっかり忘れていたことを、思い出させるために。

悲しかったけれど、同時に、深い喜びで満たされました。生まれることも、生きていることも、死んでいくことも、奇跡であって、人間の手の内にあるわけではない——それは、疑いようのない確信でした。

息子が亡くなった原因は、医学的にはよくわかりません。ただ、早い時期の流産ではなく臨月の死産になったのは、そのほうが私に伝えられるメッセージがあったからだと思います。

私はお産のために里帰りしていました。両親に気持ちを受け入れられた実感はありませんでしたが、シングルマザーになると決めたとき、親は何も言わず、私を迎え入れてくれました。すれ違いはあったけれど、私が息子を愛していたように、両親も私を愛していたのだと、気づくことができました。

人生観が180度変わりました。

それまでは、「愛なんてわからない」「自分なんてどうでもいい」「見えないものなんて信じない」とすねていました。けれど、「命はありがたい」「命はきちんと生かしたい」と思うようになったのです。

自分で自分を認めてこそ、幸せを選ぶことができます。

私には「この子は、私のために来てくれた」という喜びもありました。けれど、自分の心は自分で満たすのが基本で、子どもから満たそうとするのは誤りでした。

いまも、息子はいつも近くで見守ってくれていると感じます。

「大丈夫だよ」と、にこにこ笑い、「ぼくは楽しくしているし、ママも楽しそうだね」と言いながら、ぱたぱた遊んでいるような気がします。

私は、本来の自分を思い出せるように、カウンセリングの勉強を始めました。いまここにいるのは、導かれてこそなのだと思います。

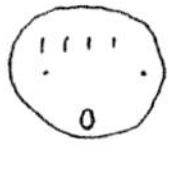

明子さんのお話をうかがうと、最後のお別れの大切さを思います。
かつては死産になると、お母さんの精神的なショックを防ぐという理由で、お母さんに会わせないまま葬ることもありました。
赤ちゃんの死に直面するのは、とてもつらいことです。けれど、きちんとお別れできなかったために、かえって悲しみを引きずるお母さんもいらっしゃいました。向き合うことによって、癒やされる心もあるのです。
そして明子さんのお話からは、お母さんときちんとお別れすることは、赤ちゃんにとっても大切なのだろう、と感じます。赤ちゃんのお顔がどんどんやさしくなっていったのは、このお母さんなら自分のメッセージを受けとめてもらえるとわかって、安心したのかもしれません。

贈りものは、受けとられてはじめて、贈りものになります。

明子さんが「すべては愛に包まれている」と気づかれたことで、赤ちゃんはお母さんに愛を贈るというミッションを果たせて、うれしかっただろうと思います。

明子さんのお産は、自分を生みなおすお産でもありました。

明子さんはカウンセリングの勉強を始めていますが、さまざまな思いをしてきたからこそ、同じような苦しみを抱えた人たちを深く理解して、助けることができます。

ご自身の体験を生かして、人々の道明かりになったとき、空の赤ちゃんはきっと、さらに喜んでくれることでしょう。

Story—11

ママ、また会えたね！

空に還って再び宿る

智美さんの話

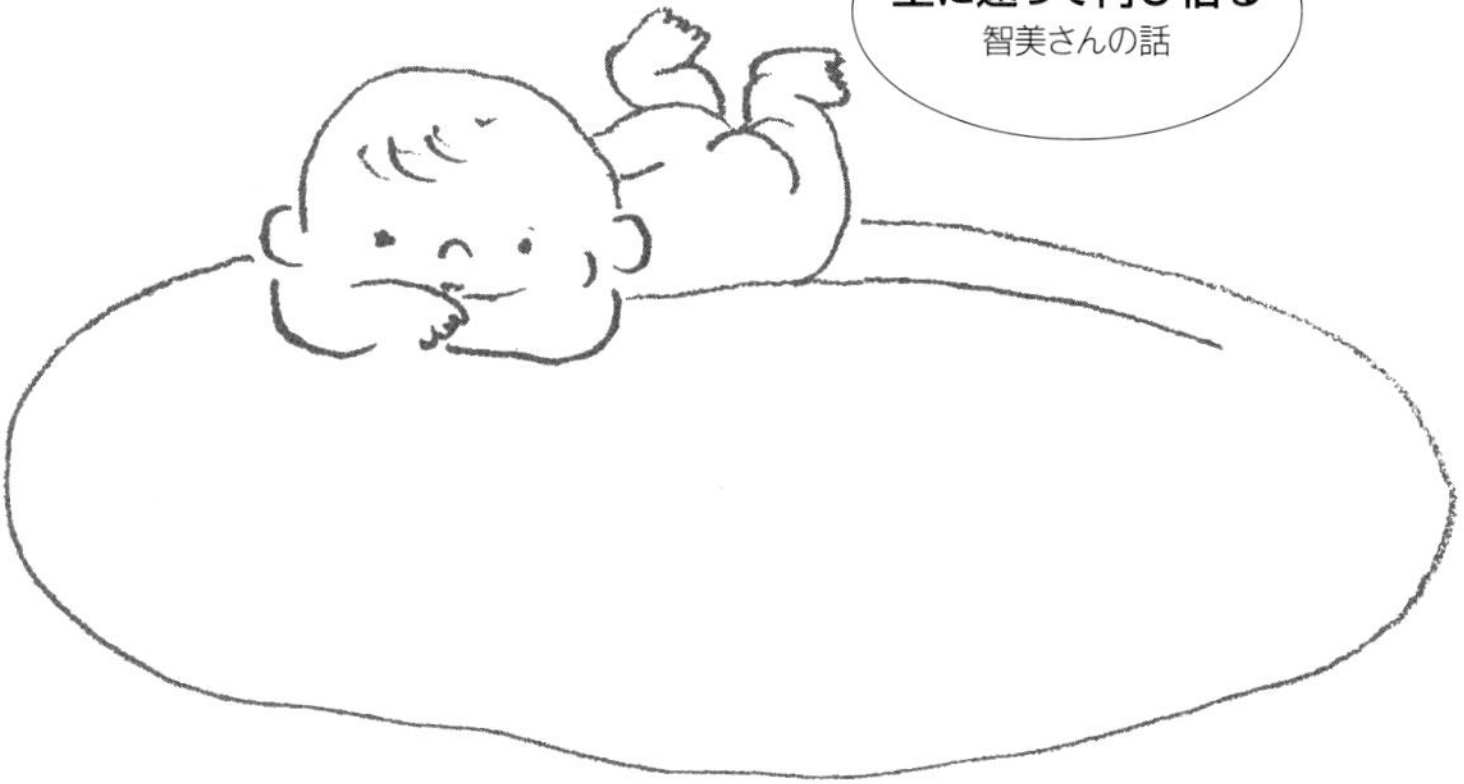

息子が3歳のときのことです。朝、幼稚園に行くため手をつないで歩いていて、赤信号で立ち止まったとき、息子がふいに「ママ、死んだことある?」と言いました。

私が「え? うーん、あると思うけど、覚えてないなあ」と答えると、息子は「ぼくは覚えているよ」と言いました。そして、

「ぼくはママのおなかの中で一度死んでから、お空に還って、もういちどママのおなかに入ったよ」

と言ったのです。

息子を授かる半年前、私は流産し、そのときの赤ちゃんがずっと気になっていました。お寺で読経していただいたり、お地蔵さまを見るたび手を合わせたりしていましたが、息子には話していなかったので、本当に驚きました。

息子は続けて、亡くなった原因をよどみなく説明しましたが、私は茫然《ぼうぜん》として聞きとれず、聞き返すこともできず、ただただ涙が止まりませんでした。

そんな私を、息子はきょとんと見つめていました。

数日後に聞いてみると、息子はすっかり忘れていました。それでも、その会話がきっかけで、生まれる前のことを話すようになりました。

「お空からママめがけて、ヒュッと入ってきた。風が吹いてまっすぐ下りられなくて、ほかのママのところに行きそうになったけれど、ちゃんと来られたよ」

私の右の骨盤のあたりを触りながら、

「ぼくがおなかにいたとき、この骨が邪魔だったんだよなあ」

と言ったこともあります。

「赤ちゃんのとき、泣いても泣いても、ママは来てくれなかったね」

と言われたときは心当たりがありました。38時間かかる難産だったため、母体の回復を優先するという病院の判断で、私は息子に30時間以上も面会できなかったのです。

息子はもう20歳ですが、おなかに入ったときのことはまだ覚えているそうです。

流産した赤ちゃんが、同じお母さんに戻ってくることは、よくあるようです。空に還った赤ちゃんが気がかりだった智美さんは、長男さんの言葉で心に明かりが灯ったことでしょう。

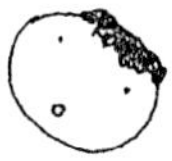

たましいと体は、運転手と車にたとえられます。赤ちゃんのたましいは、その人生を経験するのに最もふさわしい体を選びます。そして、人生をまっとうして空に還ると、次の冒険ではまたふさわしい体を選びなおすのです。

たましいは同じでも体のＤＮＡは違うので、それぞれの人生は別のものであり、それぞれの学びがあります。亡くなった子と生まれ変わった子は別の子で、人生は一度きり、一瞬かぎりのチャレンジです。

それでも、うつろいゆくこの世の人生をつらぬく、たましいの記憶が引き継がれることには、なぐさめられる思いがします。

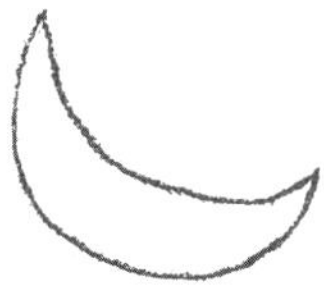

Story―12

あなたが陣痛を起こすのよ

女性のリズムと月の周期

ちくりんさんの話

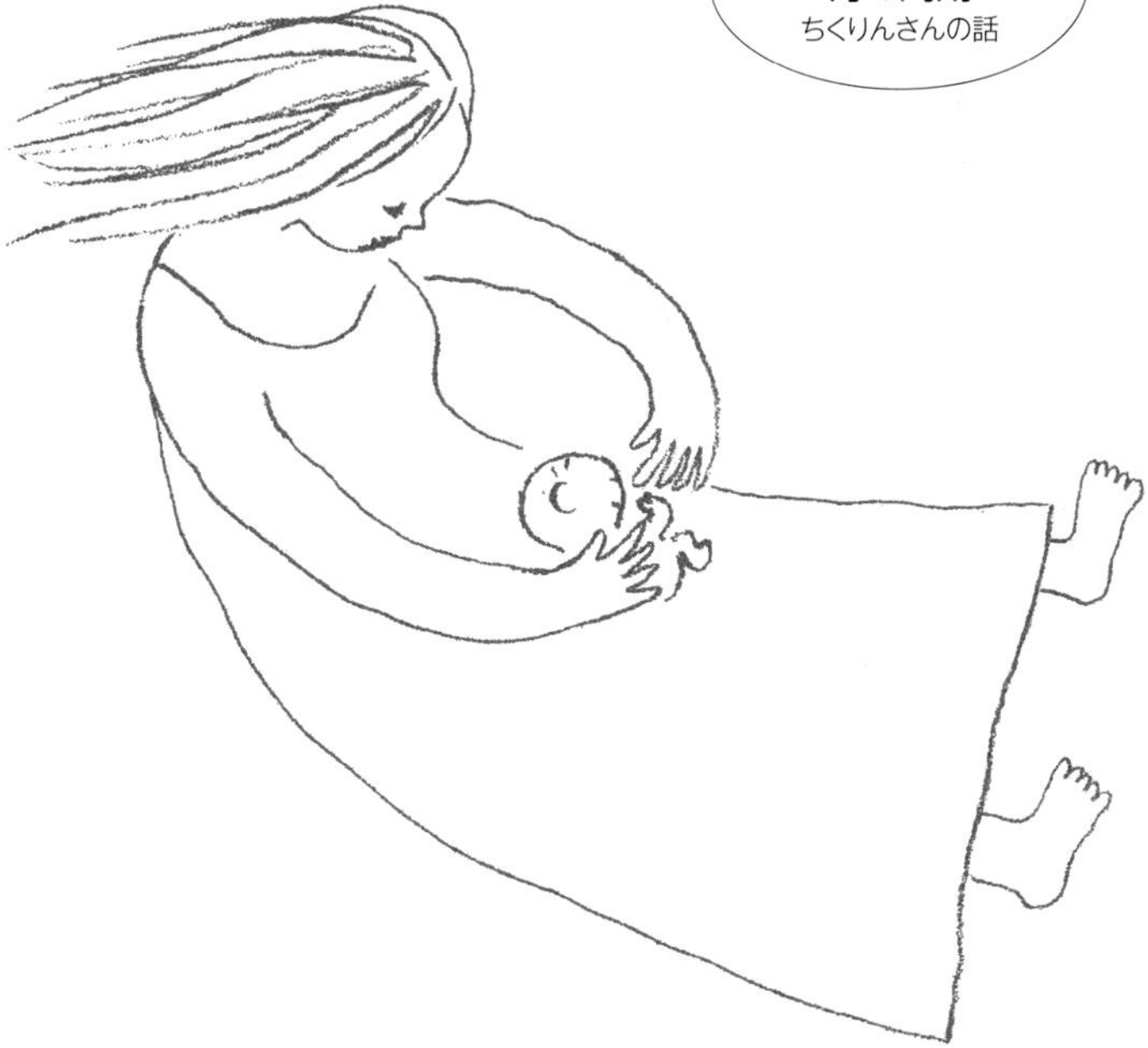

妊娠は不思議な流れでした。

結婚も妊娠も考えていないとき、たまたま立ち寄った神社で、神主さんがお守りをくださったのです。子宝のお守りというので遠慮したのですが、なぜか「大丈夫ですよ」と言われて渡されました。

同じころ、産科医の知人と話す機会があり、将来もしお産をするなら助産院がいいなと考えていたら、すぐに赤ちゃんを授かりました。

私はずっと都会でオフィスワークをしており、食事や運動も気にしていませんでしたが、お産について調べるうち、健康的な生活を心がけるようになりました。

お産の1週間前に、前駆陣痛が始まりました。弱い痛みが始まり、だんだん強くなっていく中で、自分の体内の水分が遠のいたり近づいたり、月の引力に呼応して波打ってくるのを感じました。

それに合わせて、すべての力が子宮に向かい、赤ちゃんを包んでいるように感じたのです。女性の体やお産は月と関係があることを、体感しました。

助産師さんに「そろそろ本陣痛がくるでしょうか」とたずねると、「あなたが陣痛を起こすのよ」と言われて目が覚めました。それからはエンジンをかけるつもりで、陣痛の波がもっと強くなるように意識しました。

本陣痛の波も、海の波のようでした。生命の誕生は、胎内の水分がぜんぶ引っ張られては、ざわざわと満ち欠けするのです。人間も動物もみな美しく、力強く、神秘に満ちていたのだと、涙が止まりませんでした。

出産の瞬間まで、息遣いもいきみかたも、次にどうしたらいいかも、まるで昔から知っていたように自然にわかりました。赤ちゃんの様子も鮮明に感じました。

お産は10時間かかりましたが、順調でした。

助産院では赤ちゃんが出てきてすぐ、自分の力でおっぱいまで這い上がり、初乳を吸います。そのため、産後も、おっぱいが張ってくるリズムと赤ちゃんがおなかを空かせるリズムが、自然に合ってくるのです。

命の誕生は地球のリズムとリンクする。そう実感したのがきっかけで、東洋医学やアーユルヴェーダに興味をもち、勉強を始めました。そして、昔の人は地球や宇宙の流れに沿ったリズムで暮らしていたのだと気づきました。

体をととのえていくと、新月に生理、満月に排卵日がくるようになりました。生理中は経血を意識的に排出し、1、2日ですべて出しきれるので、布ナプキンをほとんど汚さずにすんでいます。

体をコントロールする感覚がわかるようになりました。

息子は、小さいころよく、

「ぼくはママのために生まれてきたよ」

「ママを守ってあげなくちゃいけないから、生まれてきた」

と言っていました。

私には、物心ついたときから、心に鮮明に浮かぶ映像があります。それは、自分が死ぬシーンで始まります。

……なぜ死んだかわからないけれど、死んだことは自覚していて、体がないまま宇宙に漂っている。まわりには黄色い光がたくさん漂っていて、同じように死んだたましいが浮遊しているのだ、と私は知っている。
大仏のような存在に、「50年たったから、もういいよ」「行っておいで」と声をかけられる。テレビ画面のようなものが現れ、地球が映ったと思ったら、どんどんクローズアップされて、自分の家が映しだされる。そして、高速エスカレーターに乗ったかのようにヒュッと母のおなかに入り、生まれる……。

くり返し見た夢のようでもありますが、ふつうの夢でないことはわかっていました。胎内記憶の存在を知ったとき、あれは生まれる前の記憶だったのだ、と気づきました。

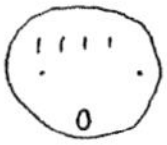

子宝のお守りのお話がありますが、「赤ちゃんがほしいっていうお祈りが聞こえたから、ママのところに来たよ」と言う子もいます。
実際に赤ちゃんがお母さんのおなかに入れるかどうかは、また別の条件が

あるにしても、心からの祈りは、きっと空に届いているのでしょう。

女性のリズムと月の周期には関係があるという説は、古来、世界各地で言い伝えられています。月の満ち欠けのカレンダーを参考に、満月や新月のときは遠出しないようにする助産師さんもいます。

統計的な実証はありませんが、経験上、「お産が重なる日」はあります。人は自然の中で生きているのですし、お産が何らかの宇宙のリズムの影響を受けていても、不思議ではありません。

ちくりんさんが体験したように、自然の力を感じながらのお産が、お産の本来の姿でしょう。初産なのに、息遣いもいきみかたも、次にどうしたらいいかも、赤ちゃんの様子もわかったといいますが、自然は人にそのような内なる知恵を授けてくれているのです。

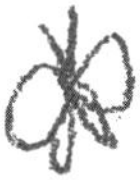

Story—13

のりこえられる？耐えられる？

乳幼児突然死症候群

暁子さんの話

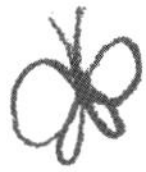

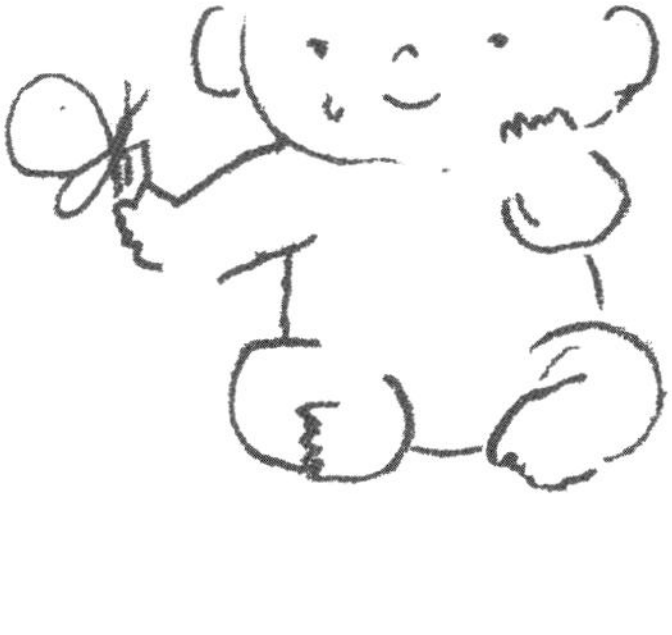

3人めの子の妊娠中、夢の中で、空から、

「のりこえられる？　耐えられる？」

という声が聞こえました。何のことかわかりませんでした。不安も感じましたが、それでも「産みたいです」と答えました。

幸せなお産で、元気な男の子が生まれました。健康にすくすく育って、手もかからず、ほんとうにすばらしい子で、夢のことは忘れかけていました。

そして、誕生から2か月2日がたちました。

その日は結婚記念日で、朝に「今日は家族の誕生日だよ」と、みんなでお祝いしました。いつもどおりの1日をすごして、日付が変わる寸前、息子の容体が急変したのです。

乳幼児突然死症候群のことは知っていましたが、自分には関係ないと思っていました。まさか、そんなことがあるはずはない。何が起きたのか、理解できませんでした。

6歳の長女は小さな弟をとてもかわいがっていましたし、3歳の長男もい

ます。子どもたちの精神状態が心配でしたが、子どもはおとなよりずっと強かったです。長女は、

「生まれる前、弟たちとは、お空でいっしょにいっぱい遊んでいたよ。だから、（亡くなったあとも）ずっときょうだいだよ」

と受けとめてくれました。長女によると、仲良く遊んでいた子はほかにも何人かいて、空の上でもきょうだいだったそうです。

「雲の上から、テレビ画面のようなもので下を見ていたよ。パパとママが楽しそうにしていたから、ここがいいと思った。ジェットコースターみたいなもので、シューンとすべって来たよ」

と言っていました。

長女に「弟がいなくなって寂しいね」と話しかけると、長女は

「いまもいっしょにいるし、ずっといっしょだよ。きょうだいは離れ離れにならないよ」

と話してくれました。

長男は、次男が空に還った日のことをよく覚えています。

「赤ちゃんは帰ってこないの？　いまどこにいるの？」

と気にすることもありました。それでも、長女と遊びながら、ふたりで「いまは○○くんもいっしょにいるね」と話していることもあります。

次男が亡くなって4か月たったある日、夢の中で「おなかに赤ちゃんはもういるけどね」という声がしました。

その数日後に出血があり、のちに着床出血だったとわかりました。このときの赤ちゃんは、次男の他界から半年後に流産になりました。

その子も、長女が生まれる前にいっしょに遊んでいたという「雲の上のきょうだい」なのかなと思うことがあります。


次男はみんなに愛され、みんなを幸せにする存在でした。何かができるからとか、どこがすぐれているからというのではなく、ただそこにいるだけで、みんなに愛され、みんなを幸せにしてくれました。

人はみんな、ありのままで愛される存在だということを、次男は身をもって伝えにきてくれたように思います。

次男を失った悲しみは、いまだ癒えません。けれど、空に還ったことには、「本当のことを気づかせる」という、深い意味があったのかもしれない。そんなふうに感じています。

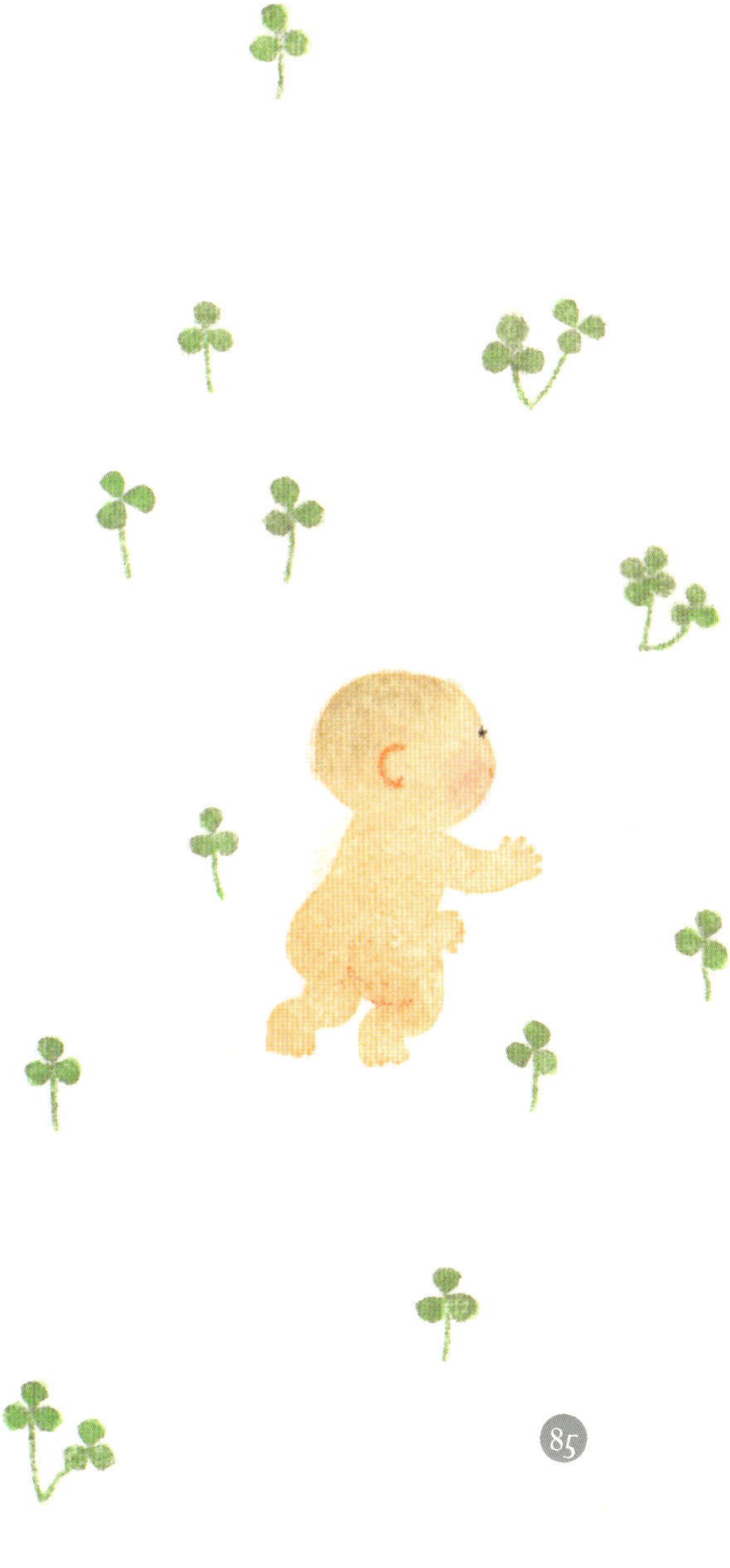

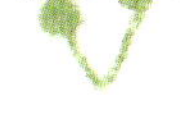

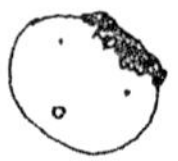

次男さんがおなかにいるとき、暁子さんは「のりこえられる？　耐えられる？」という声を聞いています。そして長女さんは、弟さんたちと「生まれる前、雲の上できょうだいだった」「（還っていった弟と）いまもいっしょにいる」と感じています。

この世に生まれ変わることはあの世で亡くなることで、この世で亡くなることはあの世に生まれ変わること。命のかたちが違うだけで、生きるも死ぬも、本質的には同じことといえるかもしれません。

命のかたちが違うために、経験できることがあり、この世の滞在期間が短いからこそ、せいいっぱい学べることがあります。

もしかしたら、お子さんたちはそんな命の姿を伝えるために、雲の上で相談してお互いに役割を決めて生まれてきたのかもしれません。家族の縁、きょうだいの縁は、不思議にもすばらしいものと感じます。

Story—14

空からずっと見ていた

両親よりも先に
生まれた子
由紀子さんの話

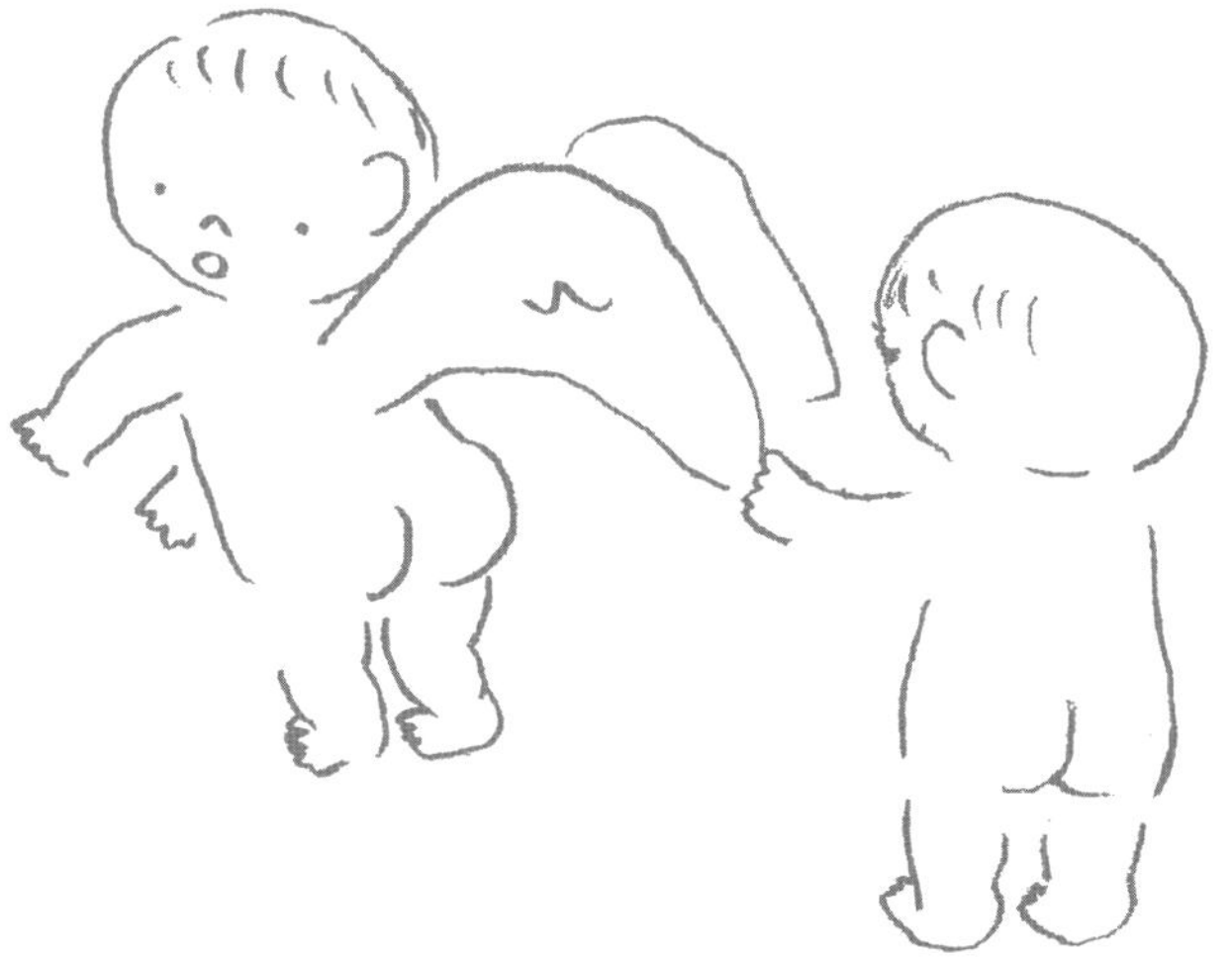

息子は、結婚して10年以上してようやく授かった子です。夫はよく、私のおなかに語りかけたり歌いかけたりしていました。

妊娠中、3歳くらいの男の子がプラレールで遊んでいる夢を見たことがあります。

夫にそう言うと、夫も男の子の赤ちゃんを抱っこしている夢を見ました。

生まれたら、ほんとうに、電車が大好きな男の子でした。

息子は4歳のとき、母子手帳の写真を見て、

「お空の病院?」

と聞きました。

「あなたが生まれた病院よ。お空の病院にいたことあるの?」

とたずねると、

「お空で、アンパンマンみたいな人といっしょにいたよ。そこからすごい速さでここに来て、そのとき背中にこうもりの羽根のようなものがあって、たまごの中に入った」

と言いました。その翌日から、息子はこんな話を始めました。

「いちばん最初は、お空から自分が飛んできた。ひとりで（この世に）来たときは、車を運転する人だったけれど、海に落ちて（死んで）、お空に戻った。そのとき、お空ではお父さんといっしょだった」

「お父さんが先に生まれて、その次にお母さんが生まれた。ぼくはお空から見ていた。お母さんが生まれたときは、『元気で生まれてね』と思っていたよ」

「そのあとに、ぼくがお空から飛んできた。宇宙よりずっと遠いところから、ヒューッと来たよ。そのときは、ぼくはとっても小さかった」

「お父さんを見に行ったら、煙突のある会社が見えたよ」

私たちは息子が1歳になる前に引っ越し、当時の写真も残っていないのに、授かったときの会社の様子を言い当てたのには、びっくりしました。


おなかの中のことも話してくれました。

「おなかの中は狭かった。ふたをされているみたいだった」

「たまごの中で、お話はぜんぶ聞こえていたよ。お父さんの声もお母さんの声も聞こえた」

息子は吸引分娩で生まれ、

「生まれたときは、急に白くなった。明るかった」

と言っています。

お産そのものより、私たちに「やっと会えてうれしかった」という思いが、印象に残っているようです。はじめて夫の手を握ったときは、まだ視力はそんなにないはずなのに、夫の顔をずっと眺めていました。

しばらく保育器に入っていたのですが、「気持ちよかった」と言っています。産湯のガーゼは「冷たくていやだった」けれど、胸にはったパッチのようなものは「冷たくて気持ちよかった」そうです。

お産の数日後、私は夫、母、兄と、息子の面会に行きました。兄は保育器のある部屋に入室できなかったので、廊下で待っていましたが、息子は

「お母さんと最初に会ったとき、お父さん、おばあちゃんが来てくれてうれしかった。おじさんも来ていたね」

と言いました。

息子は
「ぼくが（家族の中で）いちばん先に（人間として）生まれた」

と思っていて、私を諭そうとすることがあります。夫と口論していたら、

「ぼくは、ふたりを仲良くするために生まれてきたんだよ」

となだめられたこともあります。わが子ながらおじいさんのように感じられることもあり、おもしろいなと思います。

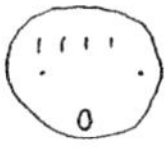

吸引分娩で生まれたお子さんの中には、「自分で出ようと思っていたのに、引っ張られていやだった」と怒る子もいますし、「助けてくれて、ありがとう」と喜ぶ子もいます。

医療介入は避けたいと考えるお母さんもいますが、お産には理想のかたちがあるのではなく、それぞれの母子にふさわしいプロセスがあります。

私のこれまでの調査からいえることは、おなかの中にいたときよく話しかけられていた子は、難しいお産になっても、それをポジティブに受けとめることが多いようです。

赤ちゃんはお産の形にこだわっているのではなく、自分の存在を認められ、尊重されることを、何よりも求めているのかもしれません。

由紀子さんの息子さんは、生まれる前からご両親を知っていたといい、とくにお父さんとは深い縁があるようです。愛の天使キューピッドは、子どもの姿で描かれることがありますが、そのカップルから生まれようとしている赤ちゃんのたましいなのかもしれません。

由紀子さんが息子さんを「おじいさんのように感じられる」というのは、とても興味深いです。肉体の年齢が若くても、たましいには深い経験が刻まれています。敬意をもって接することは、子育てで大切なことだと思います。

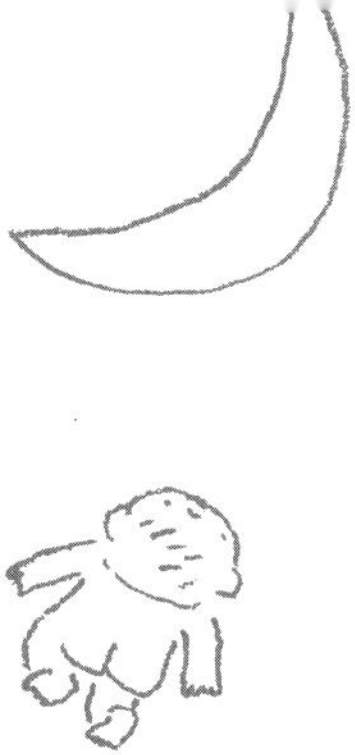

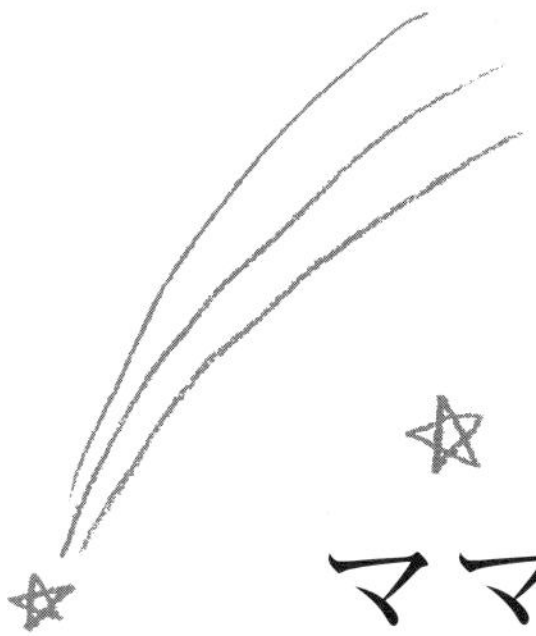

Story—15

ママ、思いどおりに生きて

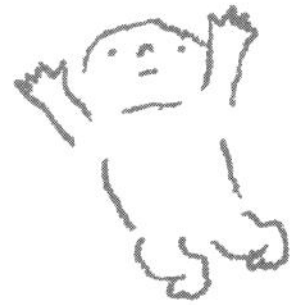

HELLP症候群の疑い

あさみさんの話

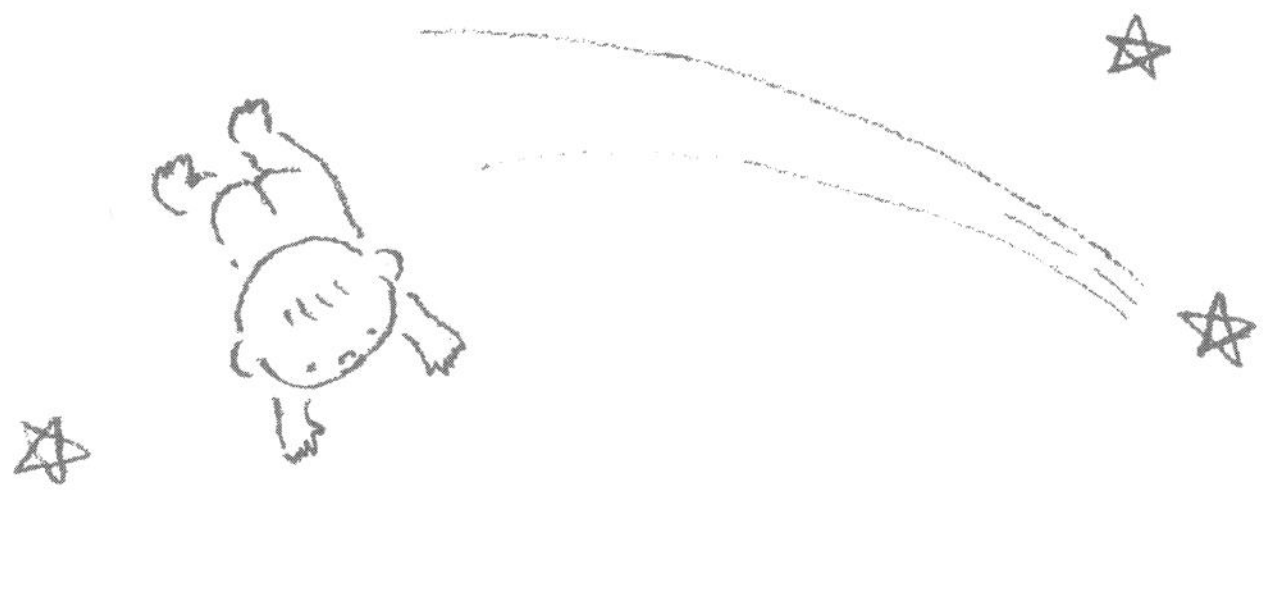

妊娠中に大きなトラブルはなかったのですが、陣痛が始まってからが大変でした。子宮口が2センチしか開いていないのに、3分間隔の陣痛が12時間続いたのです。

自然分娩を望んでいましたが、黄色っぽいおりものが出て赤ちゃんの胎便がわかり、帝王切開になりました。

産後は、肝機能が急激に悪化し、救急搬送されて2週間入院しました。血液検査によると、肝機能をあらわす数値が急性肝炎レベルまで上がり、測定器が壊れたのかというほどだったそうです。

母乳をあげたかったのと、薬にあまり強いほうでないので、食事療法をメインに療養するうち、肝臓の数値は1週間で正常に戻りました。

息子が4歳のとき、また赤ちゃんを授かりましたが、流産になりました。そのときの主治医の先生に、前のお産について話したところ、産後に肝臓の数値が急上昇して1週間で下がるのは、HELLP症候群の特徴だと教えられました。

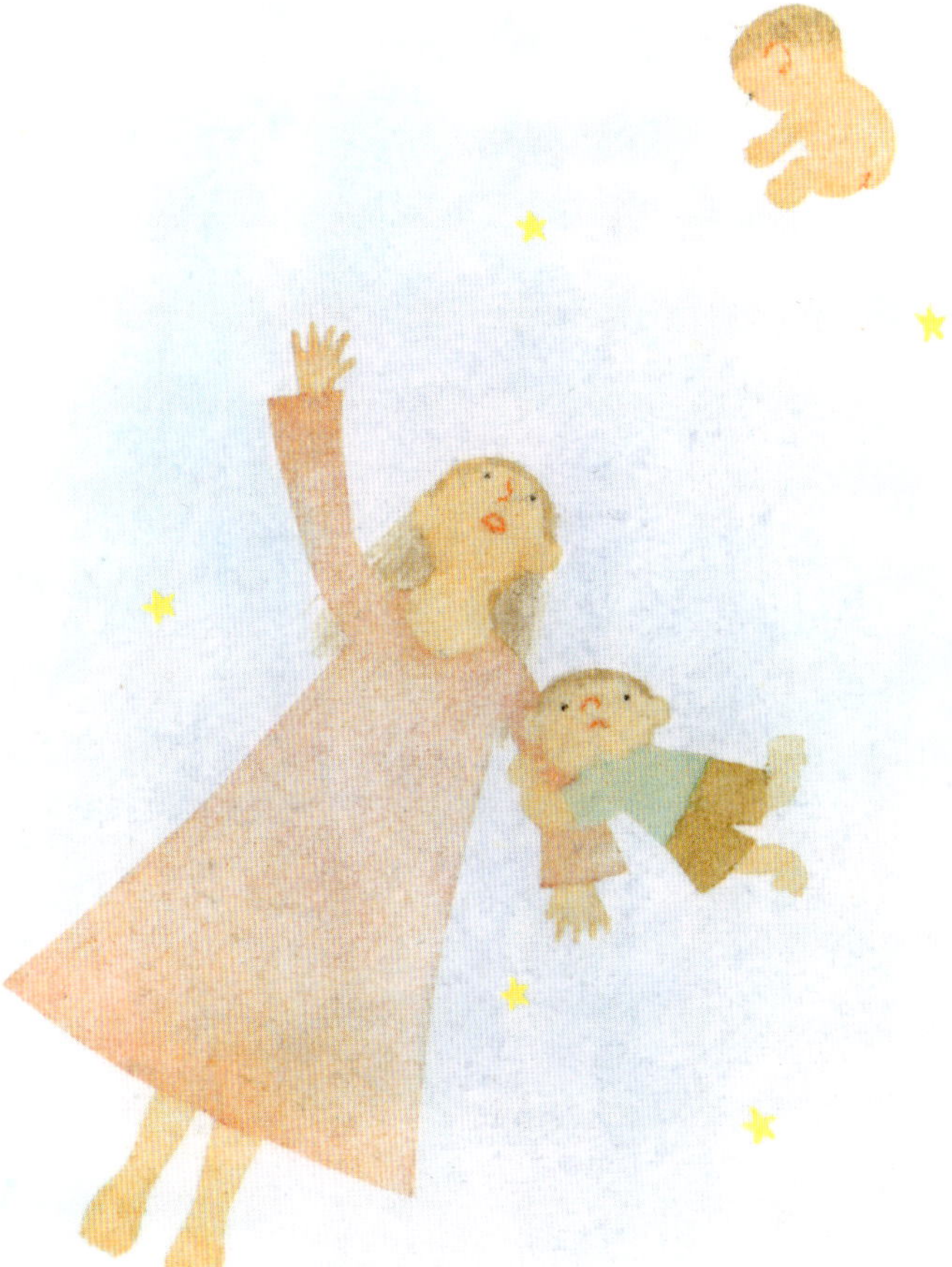

ふり返ると、心当たりもあります。妊娠中は、立ちくらみとめまい、過呼吸に近い発作が少しありました。精神的なものと思いこんでいましたが、「ＨＥＬＬＰ症候群の症状のひとつだったかもしれない」と指摘されました。

ＨＥＬＬＰ症候群の場合は子宮の傷が治りづらく、下から産むと大出血を起こして死に至ることがあるそうです。自然分娩でなかったことを残念に思っていましたが、先生に「帝王切開で正解でした」と言われ、ようやく心のつかえが取れました。

息子は私の体が限界にきていることを胎便で知らせ、帝王切開という流れをつくることによって、私の命を助けてくれたのでしょう。

下の子を授かったときは、つわりもなく、海外旅行を楽しんで帰ってきたら、おなかが痛くなり出血しました。

不安になったとたん、息子が、

「赤ちゃんはおなかで狭くて苦しかったけど、もう苦しくなくなったから大丈夫、って言ってるよ」

と言いました。そしてすぐ、赤ちゃんは自分から外に出てくれたのです。

悲しかったけれど、息子の言葉のおかげで、

「もう苦しくないならよかった。来てくれてありがとう」

と、穏やかに受け入れることができました。

その後、私は栄養士から料理研究家に転身しました。2人めの子育てがあったら、自分の夢に向かうのは後回しになっていたでしょう。

還っていった子は、「ママ、思いどおりに生きてね」と、私の背中を押してくれたように思います。

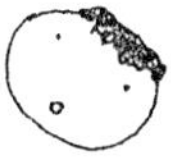

HELLP症候群とは、溶血性貧血、肝逸脱酵素上昇、血小板低下という3つの大きな症候をともなう状態です。妊娠後期、お産、産褥《さんじょく》期に生じ、適切な対処がなされなければ、3割のお母さんが命を落とします。
HELLP症候群の可能性を指摘されるまでのほぼ4年間、あさみさんは

帝王切開したことを残念に思われていました。ただ、もし本当にHELLP症候群だったら、下からの分娩では大出血していたかもしれません。

お産も人生も、いまの自分のかぎられた視野だけでは、はかりしれないものです。意にそぐわないことも、あとから見れば、幸いの種だったとわかることもあります。

下のお子さんはあさみさんに、そんな人生の深い知恵も教えてくれたのでしょう。

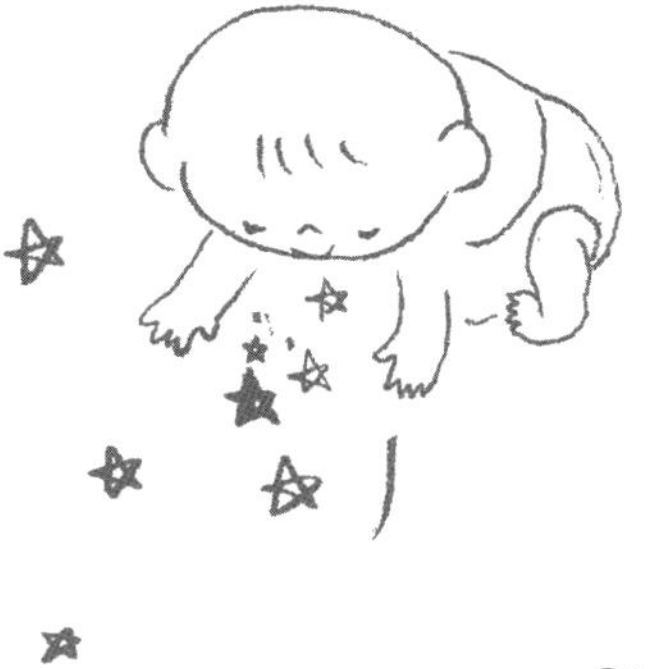

Story—16

ぼくは強いから大丈夫

ダウン症で
生まれた子
真紀さんの話

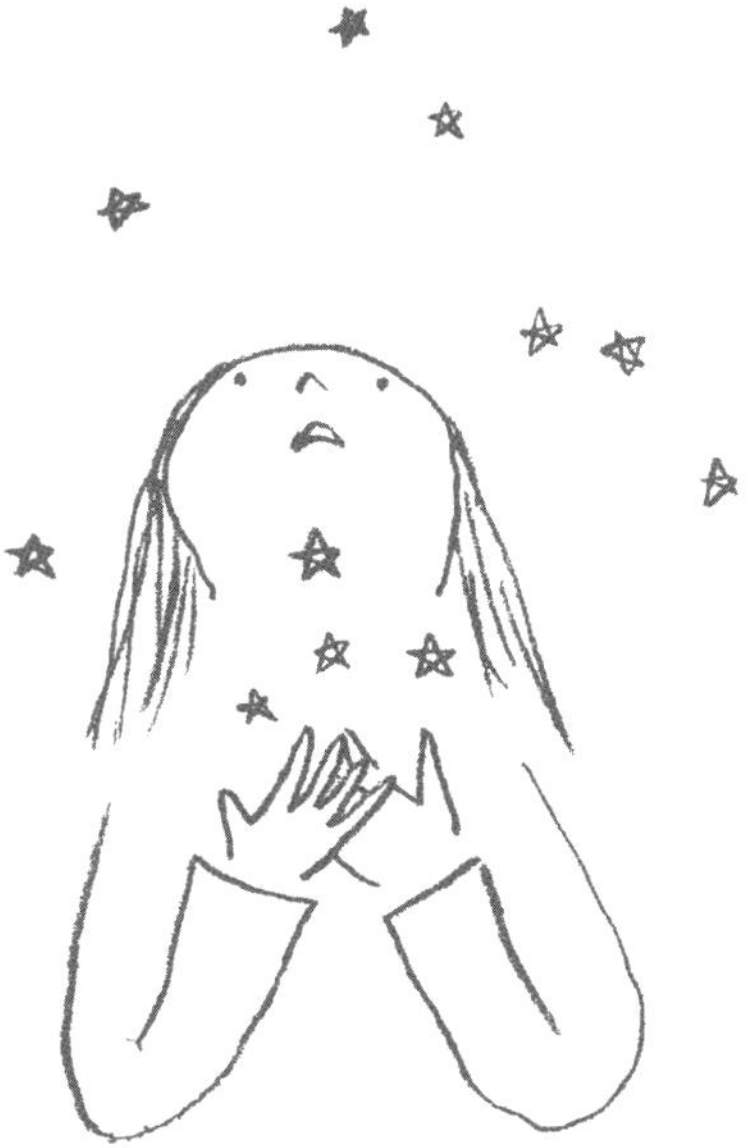

2人めがおなかにいたとき、

「ぼくは強いから大丈夫。心配しないでね」

「楽しんでね」

という声が聞こえてきました。

上の子の妊娠中はそんな経験がなかったので、気のせいかなと思いました。けれど、おなかをさすったりリラックスしたりしていると、何度も何度も、そう聞こえてくるのです。とてもあたたかい感じがしました。

眼診という、目から体調を診察する中国の先生には、

「おなかの赤ちゃんは男の子だよ。とても強いたましいをもっている。空に還りかけたけれど、戻りたくて戻ってきている。すごく強いよ」

と言われました。

赤ちゃんの励ましもあって、私は何も心配しませんでした。臨月直前まで幼稚園スタッフとして、子どもたちとすごし、妊婦生活を思いきり楽しみました。

お産のときは、当時6歳だった娘がずっとそばにいてくれました。陣痛が

始まると、娘は「ほら！」と天井を指さし、「きらきら光っている」と言いました。

赤ちゃんは「ぼく」と名乗っていたとおり男の子で、メッセージはほんとうにこの子からだった、と確信しました。

赤ちゃんの顔を見たとき、ダウン症かもしれないと思いましたが、先生は何も言わなかったので、不安な夜をすごしました。翌日そう診断されたときは、ショックより「やっぱり」という気持ちのほうが強かったです。

そして同時に、妊娠中に何度も聞こえてきた言葉は、
「障がいをもって生まれるけど、ぼくは強いから大丈夫」
という意味だった、と気づきました。

息子は、私を心強くするために、前もってメッセージを送ってくれた。なんてすごい子なのだろう、と感謝がこみあげたとき、不安は消えました。

助産師の先生に、
「大事な命として生まれてくれて、とてもうれしいです。娘と同じように大

切に育てます」

と決意を語ると、先生は、

「赤ちゃんのお顔がさっきと全然違うね。『ありがとう』ってお顔になったね」

と言いました。寝ている息子の表情は、ずっと穏やかになっていました。私が言葉できちんと伝えたことで、受け入れられたのだ、と安心したのでしょう。

先生は、私に「赤ちゃんはあなたを選んで生まれてくれたのよ」と話してくれ、私が両家の親に話すときも立ち会ってくださいました。

私が決意を話すと、親は「力を合わせて、赤ちゃんを応援しようね」と励ましてくれました。友人たちも、みんな「ダウンちゃんは光を届けるために生まれてくるんだって」と、誕生を祝ってくれました。ありがとうの思いでいっぱいです。

息子の名前は、光生（こうせい）といいます。生まれる前から「光という名前がいい」と娘が言っていたのと、お産のとき娘が光を見たこともあって、そう決めました。

まさに光が生まれ、天使が生まれたので、ぴったりの名前です。

娘は、生まれる前、空で弟と遊んでいたそうです。いまもかわいがってくれるし、よく世話してくれます。

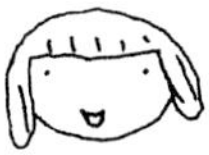

息子さんにはこの世に「光を届ける」というお役目があって、そのために最もふさわしい体が、ダウン症だったのかもしれません。
「ぼくは強いから大丈夫。心配しないでね」「楽しんでね」というお母さんへのメッセージには、息子さんの勇気と愛があります。
真紀さんがしっかり受けとめてくれたことに、息子さんは安堵《あんど》され、表情の変化でそれを知らせてくれました。
息子さんのたましいの光をはっきり見たのがお嬢さんだったことには、きょうだいの深いきずなを感じます。

きょうだいの中には、お互いに役割を決めて、サポートする約束で生まれる子もいます。

とくに、どちらかが障がいをもつなどチャレンジングな人生を選んだため、「先に生まれて、待っているね」「あとから生まれて、応援するね」と約束したというお話は、何人ものかたから聞いています。

Story—17

あなたなら のびのび育ててくれる でしょう

必要なことは 赤ちゃんが教えてくれる

美津さんの話

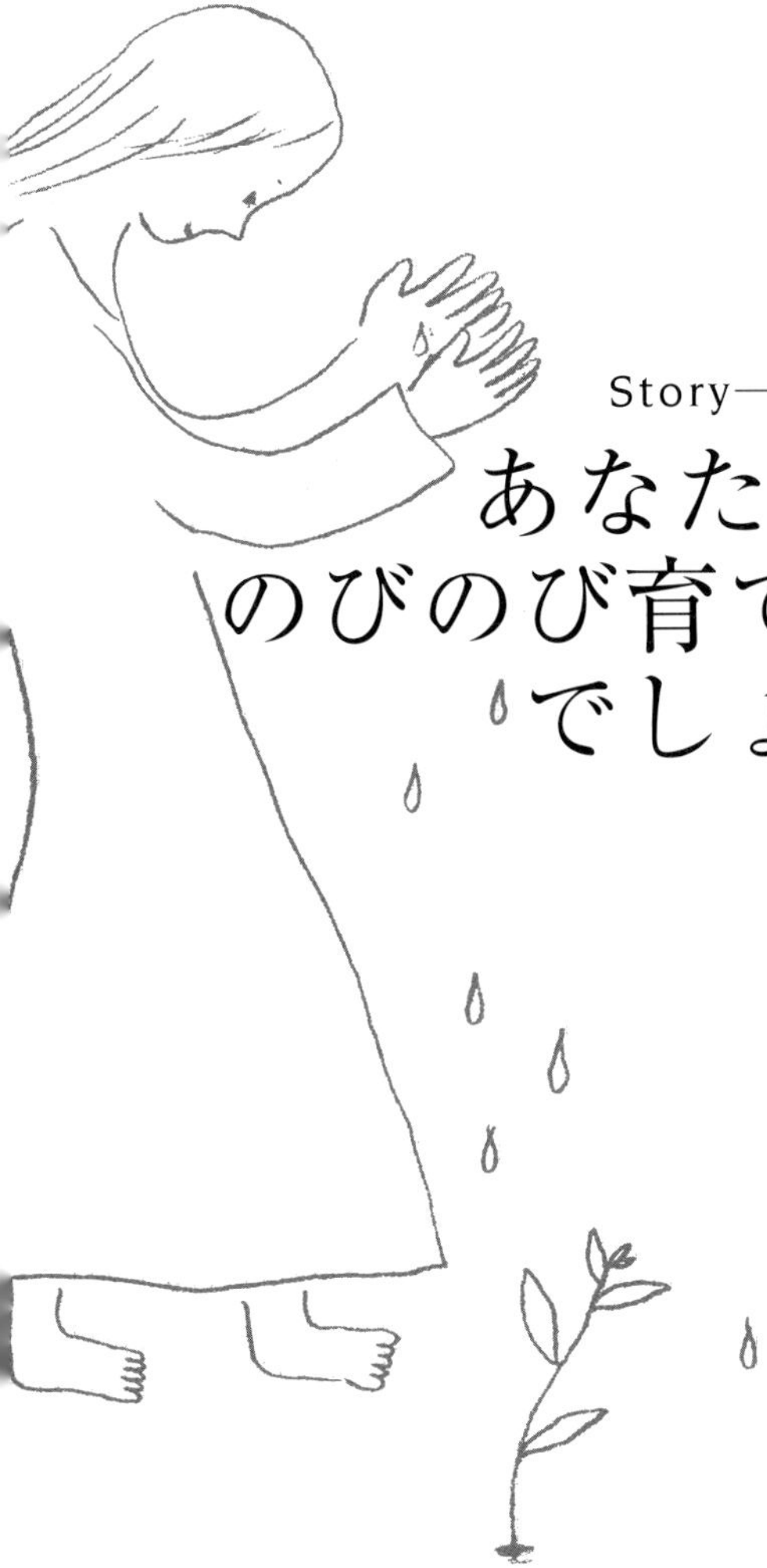

妊娠したときは、体の感覚がとても鋭くなりました。

たとえば、電磁波の害を体感しました。オール電化でＩＨキッチンのお家には、具合が悪くなるので一歩も入れません。その感覚は、産後１か月まで続きました。

添加物や農薬にも敏感になりました。スーパーに入ると、売り場を上から俯瞰《ふかん》したビジョンを見せられ、おなかの赤ちゃんに好ましくないものの上で赤い光が点滅したり、近づくと吐き気がこみ上げたりしました。

３人めの妊娠中はほぼベジタリアンでしたが、４人めを授かったとたんに、肉を食べたくなりました。

ただ、広々した牧場で薬をつかわず育った牛なら、おいしくいただけるのですが、不自然な環境で育てられた肉は、眉間をしめつけられるような吐き気で食べられません。体に合わない肉を食べると、あとで気持ちが沈み、意識が狭くなることにも気づきました。

お産のあとも、離乳食が始まるまでは、赤ちゃんと体のどこかがつながっている感じで、妊娠中に好んだものを無性に食べたくなることがありました。

私が食べるものは母乳を経由して赤ちゃんの栄養になるので、赤ちゃんがほしがっていたのでしょう。

成長に必要なことは、子ども自身がすべて知っているのでしょう。私は、何を食べ、何を避けたらいいか、湿疹、おっぱいの詰まりなどの自分の体の反応を確かめながら、ひとつずつ選んでいきました。

おなかの赤ちゃんからは、

「ぼくは男の子で生まれます。自由にさせてください。あなたなら、のびのび育ててくれるでしょう」

というメッセージを受けとりました。

妊娠中に出血して安静を指示されたこともありましたが、おなかの赤ちゃんが生きる気力満々なのを感じていたので、あまり心配しませんでした。生まれたのは、やはり元気いっぱいで活発な男の子でした。

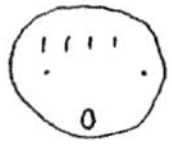

それぞれの人は、その人生で果たすべき役割があり、それに最もふさわしい体をもって生まれてきます。

おなかの赤ちゃんが何を必要としているか、体の知恵に耳を傾ける必要があると、美津さんは指摘しています。

妊娠中に、食べものや音楽の好みが変わるお母さんは多いのですが、お子さんが生まれてから、それがその子の好みだったとわかることがあります。赤ちゃんはイメージやインスピレーションだけでなく、お母さんの嗜好《しこう》の変化というかたちでメッセージを送ってくるのです。

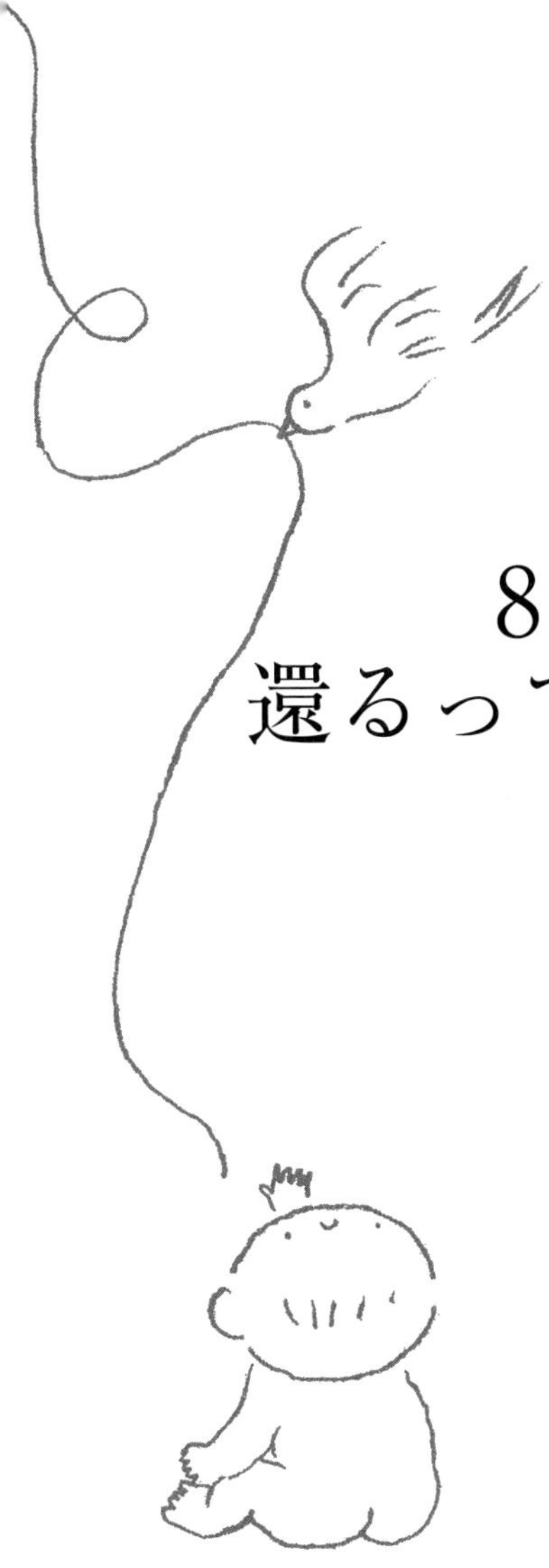

Story—18

8か月で 還るって決めていた

不妊治療で授かった命

梨杏さんの話

私はずっと赤ちゃんを授かりませんでした。

42歳のある日、ふと思い立って、ブログにこんな書き込みをしました。

「私たち夫婦は、この先何を楽しみに生きていくのかな。セラピストとして子育てのご相談も受けているけれど、体験していないとリアリティがないかもしれないな」

その数日後、夫が突然「不妊治療に行こう」と言いだしました。

1週間後は母の日で、義母とレストランに行ったら、なぜか私の目の前にも「お母さんありがとう」というカードが置かれました。子どもがいると思われたことはなかったのに、とても驚きました。

いま思うと、「赤ちゃんを授かろうと決意してくれて、ありがとう」という意味だったかもしれません。

治療は順調で、初回で採卵と受精に成功。たったひとつの受精卵が胚盤胞になり、凍結できました。きょうだいも考えられるので、次の周期にまたひとつ採卵。こちらも胚盤胞になり、凍結胚ではなく新鮮胚をおなかに入れることができました。

赤ちゃんが宿ってからは、直感で対話を楽しんでいました。赤ちゃんはまだ数ミリにも満たないころから、私の中で存在感がありました。妊娠5、6か月のころ、こんなこともありました。

外での待ち合わせに夫が寝過ごして現れず、電話にも出なかったので、赤ちゃんに「パパを起こしてあげて」と頼んだのです。夫はようやく電話に出てくれて、「ハッと目が覚めたとたん、電話がかかってきた」と驚いていました。

私にはヒーラーを宿した感覚がありました。いちばん癒やされたのは私自身で、持病が軽快し、視力がよくなってメガネがいらなくなり、股関節の痛みも消えました。

のちにスピリチュアルカウンセリングでわかったのですが、赤ちゃんのたましいは人間になるのがはじめてだったようで、おなかからこの世を眺めて楽しんでいました。私の目をよくしてくれたのも、この世をよく見るためだったのでしょう。

妊娠中、サスペンスドラマばかり見ていたのは、愛憎渦巻く人間界が興味深かったからかもしれません。食べつわりでごちそうをたくさんいただき、赤ちゃんもいっしょに味わいました。

体調もよく、仕事も順調で、すばらしいご縁が広がりました。

臨月になる前日、とつぜんおなかが痛くなり、病院に駆けつけました。車椅子で分娩室に運ばれる途中、シュッという音にふり返ると、リュックにつけたマタニティマークが車輪に巻きこまれたのか、切れて落ちました。

赤ちゃんは、おなかの中で亡くなっていました。

けれど、「呼吸を合わせてするっと生まれてね」という、以前からの約束のとおり話しかけると、驚くほどスムーズに生まれました。

助産師さんは生きて生まれた赤ちゃんと同じように接してくれ、「おめでとう」と声をかけてくれました。

あとで「ごめんなさい。つい口をついて出て」と謝られたので、「赤ちゃんがそう望んでいたんです。その様子に救われました。生きている子のように祝ってくださって、ありがとう」と、お礼を言いました。

赤ちゃんは「爽太（そうた）」と名づけました。

私は妊娠中、おなかに育児書を見せて「おっぱいのときはお口を縦に大きく深く開けてね」と教えていました。生まれて数十分後、そのとおりに口を開けてくれたので、抱っこして初乳をふくませました。

悲しみは深かったし、涙はあふれました。けれど同時に、やっと会えた喜びもあり、爽太のメッセージを感じて、お顔を描いたりしながら、親子三人で穏やかな5日間の入院生活をすごしました。

爽太は、お産の4日ほど前に亡くなっていたように思います。ふり返ると、いくつかの前兆がありました。マタニティタクシーの予約を思い立ったのもそのころで、悪天候の中で陣痛が始まったとき、とても助かりました。

お産の2日前には、「爽太」という名前がひらめきました。気にとめずにいたら、翌日もまた同じように浮かんだので、赤ちゃんが名前を教えているとわかりました。

爽太は律儀にも、親族にあいさつ回りをしてくれました。亡くなってすぐの夜中は、義母の肩を叩いたそうで、義母は驚いていました。

別の日には「夢でいいから実家に行ってあげて」と頼んだら、翌日父の夢枕に立ち、父は「かわいい子が来た」と喜んでいました。弟はマッサージを受けていたとき、「気持ちいいねえ。気持ちよくてよかったねえ」という声を、はっきり聞いたそうです。

姿はなくても「いる」ことがわかり、みんな「賢い子だね。かわいいね」と言ってくれます。

親戚のひとりは、爽太が亡くなった翌朝、部屋がぱっと光ったのに気づきました。爽ちゃんが来たと思い、「どうして死んでしまったの？」と聞くと、「ぼくは8か月で還るって決めていた。ママはすごいよ。赤ちゃんがママのもとに降りてくるためのセラピーをしているんだよ」

と言ったそうです。その親戚は、爽太に「手のひらに乗って」と頼み、写真を撮ると、手のひらの上に蛍のような小さい光が写りました。

後日、その写真を拡大すると、光の下には顔が写っていました。意思のある少年くらいの顔で、頭の上に黄色い光を乗せていました。たましいは蛍の光のようというけれど、ほんとうなのだと知りました。


爽太が亡くなったあと、ヒプノセラピーで、「爽ちゃんといっしょだった過去生に戻りましょう」と誘導してもらいました。抱っこしているイメージを浮かべていたのに、深い瞑想に入ると、真っ暗な世界で混ざり合っている感覚がしました。

セラピストさんに「混ざり合っているのは2人だけですか」と聞かれて、私は「ほかにもたくさん混ざっています」と答えました。

誘導瞑想が終わってから、「混ざり合っている感覚」は、集合意識の感覚だったと気づきました。爽太と私は、ひとつのグループソウルだったのです。

爽太のメッセージは、授かる前も亡くなったあとも、外側の声ではなく内側からのインスピレーションとして受けとっていました。爽太は私の中にいる。そう気づいて、喪失感は癒やされました。

不妊治療を始める前、ブログに書いた「私たちは、この先何を楽しみに生きていくのかな」という問いかけに、爽太は、

「パパとママ、2人で楽しんでいくんだよ。ママの中にあるものを表現していくんだよ」

という答えをくれました。

それまでの私は、セラピストとして妊娠のためのセッションもしていましたが、爽太を失ったとき、もう廃業しようと思いました。すると、

「ママはこの経験があるから、みんなをサポートできるんだ。ぼくのことを書いて」

というメッセージが届きました。

その励ましをうけて、ブログを書き始めたら、「同じ体験をしました」「読みながらいっしょに癒やされました」という反響をいただきました。そして私は、流死産した方の次の妊娠をサポートする、いう使命に気づいたのです。

いまはクレイアートでお守りを作りながら、爽ちゃんに「赤ちゃんを待っているママのところに、お友だちを下ろそうね」とお願いしています。

爽太は、ママとベビーをつなぐために、空に単身赴任した敏腕営業マン。空に還っても、いつもつながりを感じています。

妊娠する前、私は子ども中心に生きた母に育てられ、子育てと仕事は両立できないと思いこんでいました。

不妊治療になかなか踏みきれなかったのも、それが理由です。けれど、爽太は宿ったとたんに私の仕事の幅を広げて、母になることと自己実現は両立する、と教えてくれました。

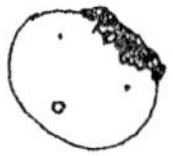

現代ならではの生まれかたですが、不妊治療というかたちを選ぶ赤ちゃんもいます。「どうしても来て」というお母さんの気持ちがほしい子もいるの

でしょう。

形式には関係なく、どんな受精にも、たましいの光が関わっています。

私は、不妊治療に携わる胚細胞士さんから、「顕微授精がうまくいくときは、受精卵が光る」と聞いたことがあります。

その胚細胞士さんは、あるお母さんが受精卵を子宮に戻す治療を受けて、何回めかのとき、診療室の天井が抜けて青空が広がったように感じたと話してくださいました。そのときの受精卵は無事に着床して、赤ちゃんを授かったそうです。

梨杏さんのお話には驚かされますが、この世を超えた感性をもつお母さんと子どもは、これから増えてくるような気がします。

空に還った息子さんは、この世に下りてこようとする赤ちゃんとお母さんをつなぐ仕事をしているといいます。

妊娠とお産をめぐる奇跡の物語を聞いていると、そんなふうに新しい命の誕生を守る見えない力が、天と地の間にあるように感じます。また、それは梨杏さんのこの世での仕事でもあるのでしょう。

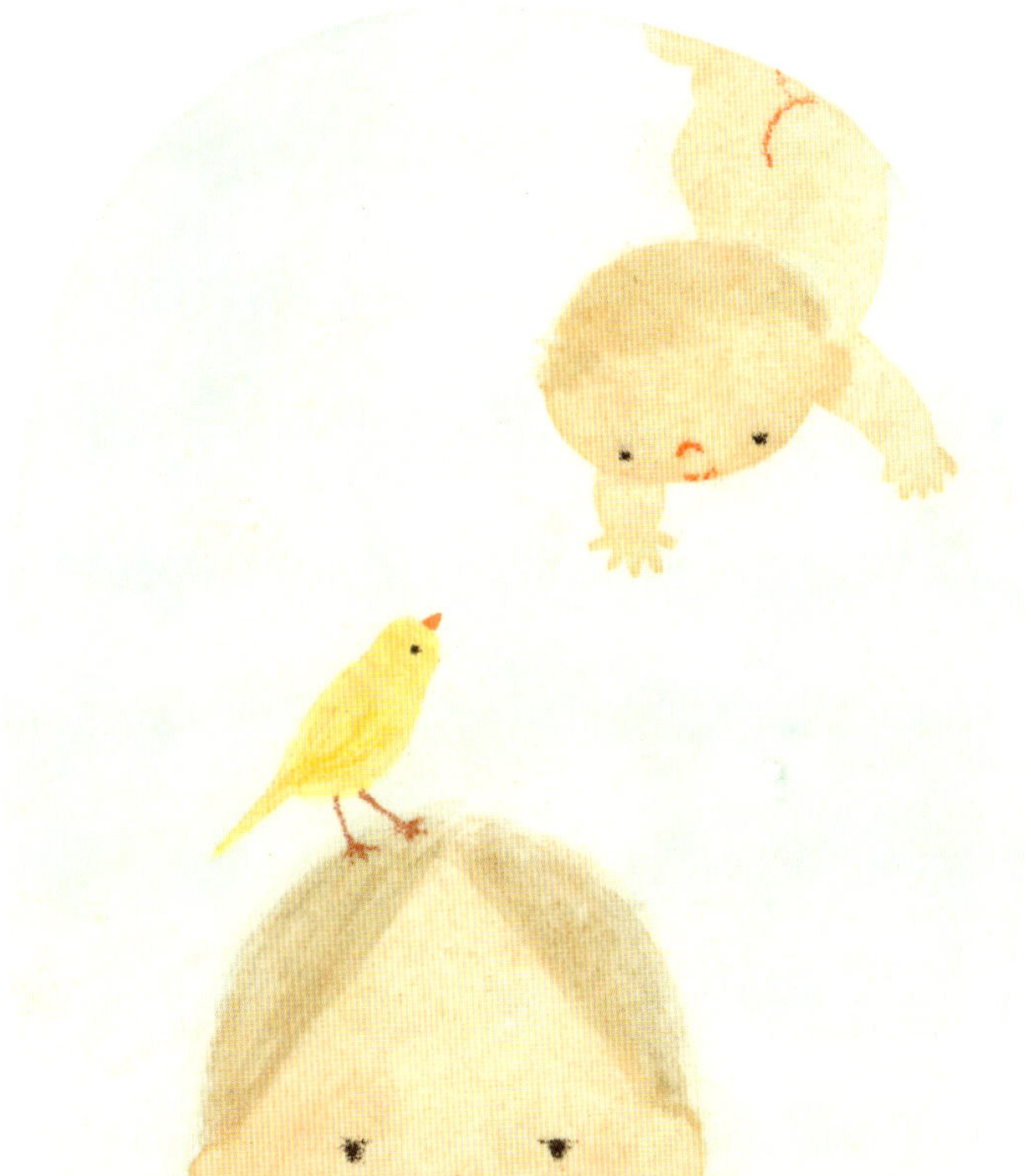

梨杏さんは、母になることと自己実現は両立しうるといい、これは大切な指摘です。

「あなたのために、やりたいことも我慢してきた」と親に言われて、「よかった、うれしい」と思う子はいません。子どもが小さいうちは物理的に拘束されても、子どもが成長すれば、ふたたび夢を追いかけることもできます。

子育てをしていても、自分の夢をあきらめない。子どもがいるからこそ広がる視野も縁もあるのです。

Story—19

心配だったら検査を受けてもいいよ

出生前診断と親になる覚悟

順子さんの話

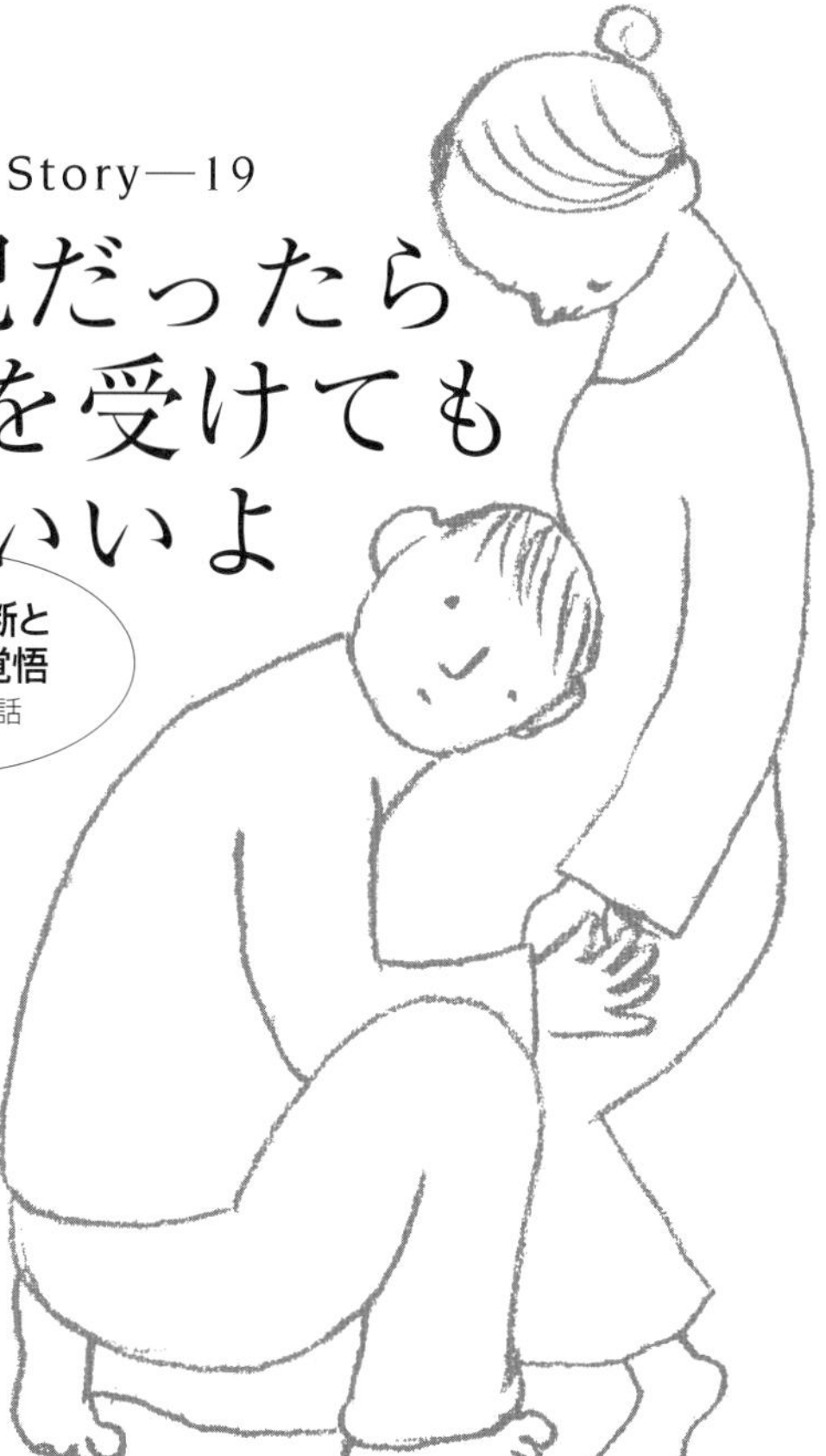

妊娠ははじめてでしたが、「いま、赤ちゃんが来たな」と感じました。すばらしい光の存在を、自分の中に感じたのです。光が満ちるような感覚がありました。

私は赤ちゃんを「光(ひかり)」と名づけると決めて、妊娠がわかる前から「ひかりちゃん」と話しかけていました。

妊娠12週のとき大量の出血があり、切迫流産で1週間ほど入院になりました。もうだめかもしれないと思いましたが、赤ちゃんは奇跡的にがんばってくれました。エコー検査で、羊水の中を元気に泳ぐ姿を見たときは、ぽろぽろ涙がこぼれました。

この子は、ぜったいに生まれてくる。何があっても私はこの子を守る。そのとき、私はそう決めたのです。

とはいえ、大きな壁が立ちはだかっていました。羊水検査です。私は30代後半の妊娠で、子宮筋腫もあったため、「ハイリスク妊婦」に当てはまりました。そして夫は、羊水検査を受けることを望んでいたのです。

羊水検査でわかるのは、赤ちゃんがダウン症かどうか。お母さんが35歳を超えると、ダウン症の赤ちゃんが生まれる確率がはね上がります。

検査は絶対に受けたくありませんでした。もしダウン症とわかったら、赤ちゃんをあきらめろというのでしょうか。私は何があってもこの子を守ると決めていました。

それに、ダウン症は、たくさんある障がいのうちのひとつ。なぜダウン症の赤ちゃんだけ、出生前検査で命を絶たれなければならないの。ダウン症でも幸せに生きることはできるはず。

夫とは、何度も何度も話し合い、私の気持ちを伝えました。考えれば考えるほど苦しく、涙があふれました。

検査を受けるタイムリミットは、妊娠16週。通っていた産院では、検査の希望者は事前カウンセリングを受けることになっていました。夫と話し合い、検査するかどうかは別にして、とりあえずカウンセリングを受けることにしました。

当日、夫は仕事で来院できず、私ひとりでカウンセリングを受けました。

先生は、さまざまな数値をあげて説明してくださいました。羊水検査がもたらす赤ちゃんへのリスク。30代後半の妊娠、しかも切迫流産の既往がある私は、検査により流産してしまう確率が、ほかのお母さんと比べて高いこと。茫然としている私に、先生は、

「検査の数日前には健診を受けることになっています。検査は当日でもキャンセルできるので、とりあえず健診を予約したらいかがですか」

とご提案くださいました。

帰る道すがら、私はずっと泣いていました。もうどうすればいいか、わからなくなっていました。


結論が出せないまま、時間だけがすぎていきました。思い悩んでいた私は、健診の前日、友人のヒーリングセッションを受けることにしました。

友人には、夫が不安に思う気持ちもわかること、羊水検査のリスク、私の本音など、思いのたけを聞いてもらいました。すると友人は、

「赤ちゃん自身は、『パパが心配だったら、検査を受けてもいいよ』と言っ

ているよ」

と伝えてくれました。

「この子にはどんな使命があるの？」

と聞くと、友人が聞いてくれたその答えは、「世界を光で満たすこと」でした。

「やっぱり光なんだ！」と驚き、納得しました。そして、赤ちゃんを授かったとき光の存在を感じたこと、「光」と名づけると決めていることを、はじめて人に打ち明けたのです。

気持ちがすっきりし、夫のために羊水検査を受けようと決めて帰宅すると、夫が「検査は受けなくていいよ」と言いました。どんな心境の変化かわかりませんが、夫は夫で深く考えたのでしょう。心底びっくりしたし、うれしかった。

このとき、ほんとうの意味で、私たちは「親になる覚悟」をしたのだと思います。どんな子が来てくれてもわが子として育てる、という覚悟です。忘れられない1日です。

その後の経過は順調でした。おなかの赤ちゃんが男の子とわかったとき、私は夫に、赤ちゃんは「光」と名づけるよう伝えてくれた、と話しました。セッションで友人から聞いたことも打ち明けました。

私たちはドイツにすばらしい思い出があることから、ドイツ語で「光」を意味する「リヒト（理人）」にしました。

理人のおかげで、我が家にたくさんの光が差しこんでいます。

順子さんのお話から感じるのは、コミュニケーションの大切さです。

検査の是非をきっかけに、心の内と向き合い、夫婦で話し合い、赤ちゃんの気持ちを感じとろうとしたことそのものに、大きな意味がありました。

親となることは、大きな責任を引き受けることです。自分がほんとうに大切に思っていることは何か、死生観が問われます。早い段階でそれと向き合

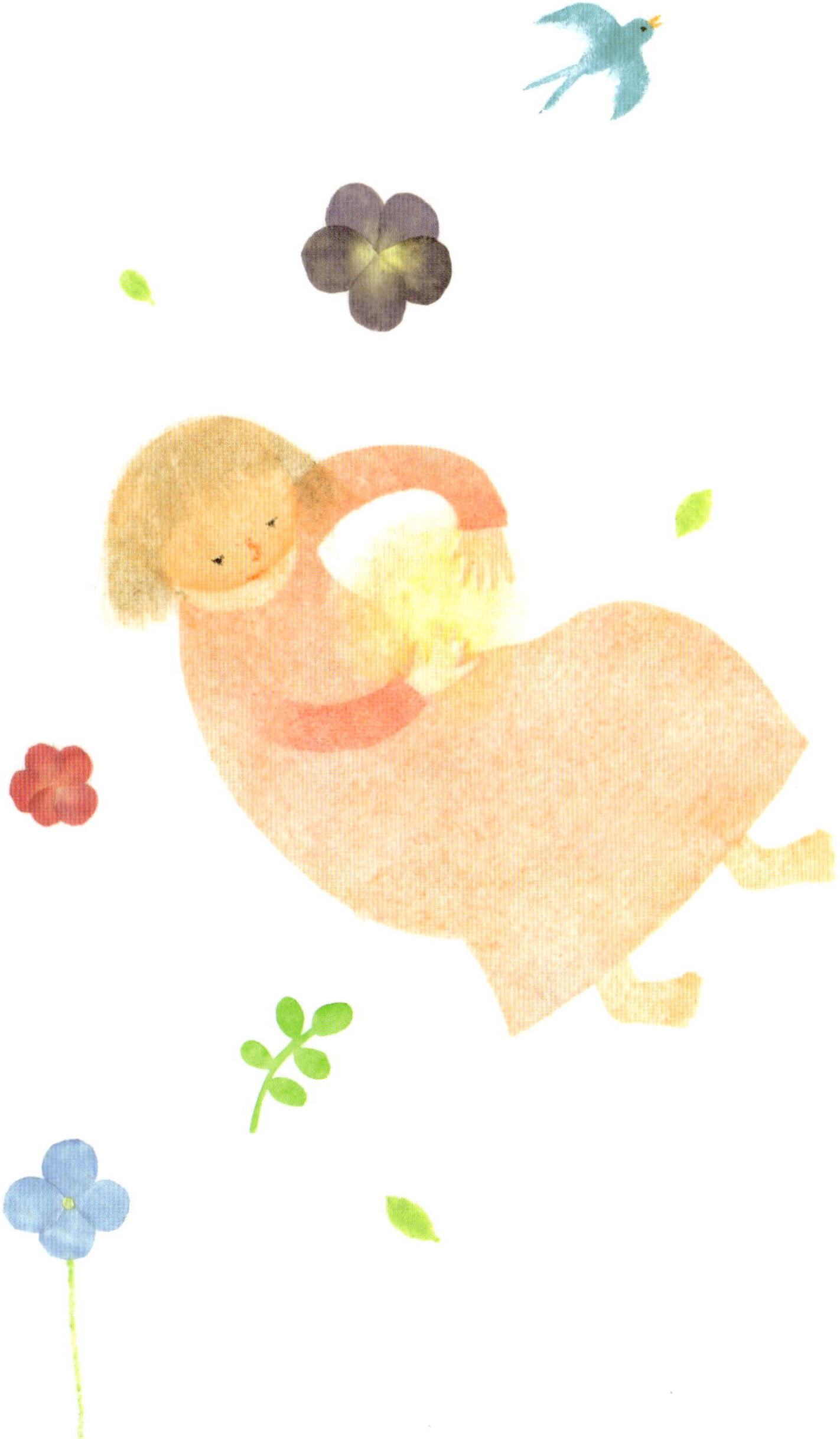

えたことは、順子さんにとって幸運だったといえるでしょう。

出生前検査については、すべきとかすべきでないとか他人が口を出すことではなく、ご本人が決めることです。

ただ、羊水穿刺《せんし》は赤ちゃんを怖がらせますし、流産を引き起こすリスクがあることは、よく考えなくてはなりません。

自分で自分の人生を選ぶとき、まわりの意見は参考になっても、最終的に決めるのは自分自身であり、そこには「覚悟」が必要です。出生前検査を受けないという覚悟もあれば、リスクを承知したうえで受けるという覚悟もあります。

自分の中の神さまと向き合い、心の奥を見つめる。子どものたましいの光は、本心を照らす明かりになります。子育ては、そんな貴重なチャンスを与えてくれるのです。

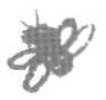

Story―20

2番めの子じゃなくて私を生んで

母との葛藤を超えて

静香さんの話

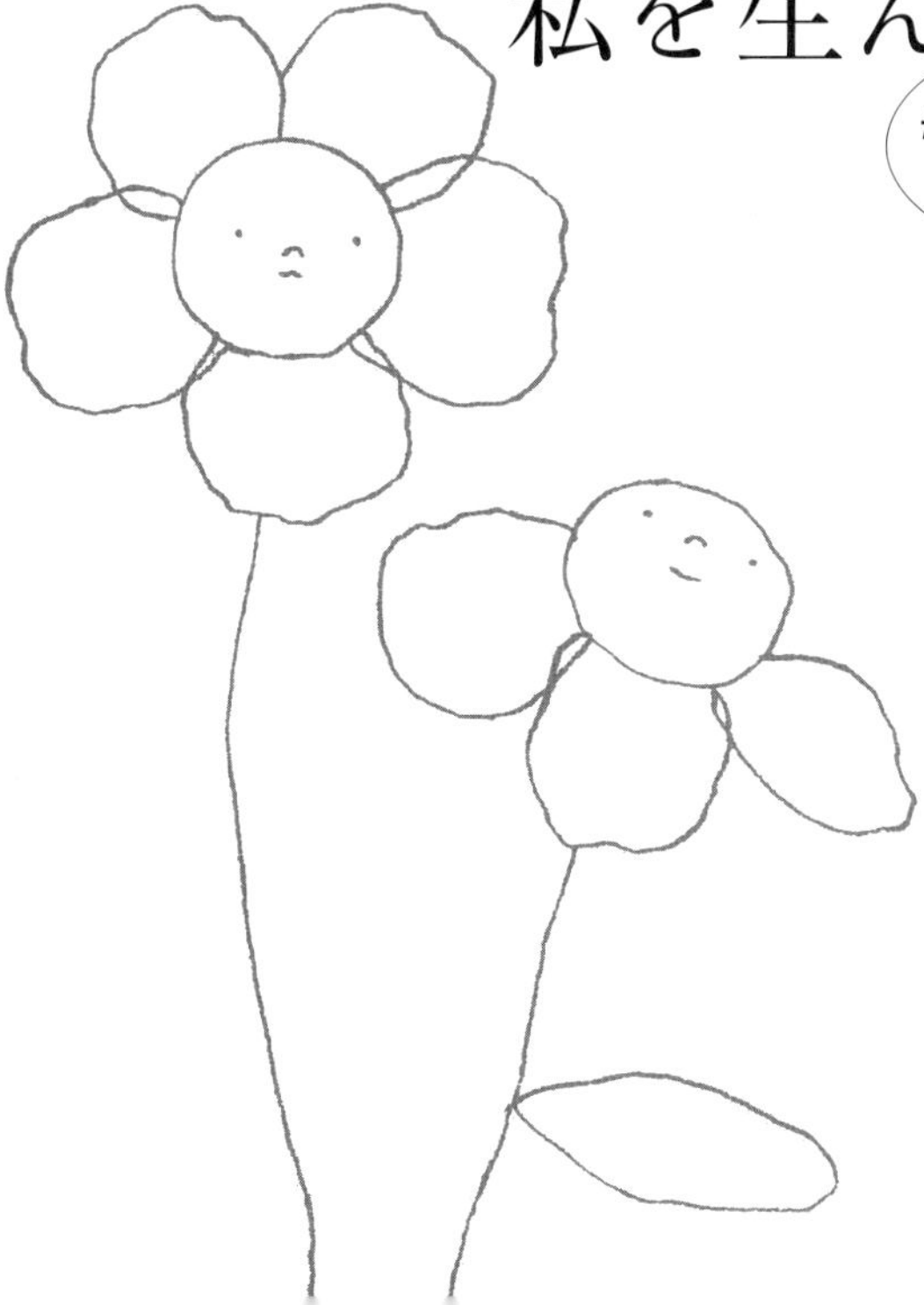

私の母は、看護師として誇りをもって働いていました。輝いている姿は大好きでしたが、仲良し母子にあこがれていた私には不満もありました。

母は愛情深いのですが、とても厳格でした。外で張りつめて仕事しているため、ゆとりがなく、家では不機嫌だったり不安定だったりすることもありました。

職場でははつらつとして笑顔なのに、家では眉間にしわを寄せて家事をする母。私は母を苦しめる存在なのか、と思いました。こんなにも母を求め、大事に思う家族がいるのに、母は自分の存在価値を外の世界に求めていたのでしょう。

私は母が大好きだったし、心を通わせたかった。けれど「話し合いたい」と伝えても、母には「わからない。忙しい。余裕がない」と、突っぱねられるばかり。

両親は「言うことを聞かない子はかわいくない」と言い、私は「じゃあ、なぜ産んだの?」といぶかしく思いました。

周囲からは「すばらしいお母さんね」と称賛される母に反感を覚え、そんな自分を責めた日々。それでも、私は母と同じ看護師の道に進みました。

ＩＣＵ（集中治療室）に勤務していたときは、虐待の疑いのあるお子さんも運ばれることがあり、その親の気持ちを考えました。同時に、障がいのお子さんをケアする機会もあり、人は自分や親を選んで生まれるのかもしれない、と感じることもありました。


そんな生い立ちもあって、私はずっと、結婚も子育ても自分にはできない、自分には向いていないと思いこんでいました。

結婚を申し込まれたときはためらいました。けれど、彼は、

「子育てが無理と思うのは、それを強烈に意識しているからだよ。イメージが浮かぶのは、できるということ。ぼくは幸せになりたいし、子どももほしいから、きっと大丈夫だよ」

と言ってくれました。

義母は「娘ができた」と喜んでくれました。そして「子どもといっしょに自分も育つの。子どもは宝物よ」と楽しそうに言い、子育てはつらいだけと思

いこんでいた私は、目からうろこが落ちました。

物事に動じない義母と接するうち、こういう家庭ならつくりたいと思うようになりました。子は母親の影響を受けて育つ。母親しだいなのです。

結婚1年で息子を授かると、小さいころのトラウマがよみがえりました。

「わが子にはこんな気持ちになるのに、どうして母はああだったのだろう」

と疑問を感じて、母を反面教師にするという思いがつねにありました。

息子が2歳のころ、2人めを考え始めました。

息子が友だちの赤ちゃんに寄り添い世話する姿はほほえましく、まわりは「早くお兄ちゃんにしてあげたいね」と言いました。私もそう思いましたが、どこか怖くもありました。

私は長女で妹がいますが、次女である母は、「長女は恵まれているけれど、次女はみじめだ。あなたは我慢しなさい」と、よく言っていました。しかも、母は「ひとりじゃかわいそうだから、2人産んだのよ」とも言っていたのです。

私はどこかで、「下の子はみじめだ。でも、産まないと息子がかわいそうだから、産まなくちゃ」と思っていたのでしょう。

そのころ、私は2回流産しました。2回めのとき、「〈2番めの子〉じゃなくて〈私〉を生んでよ。だれかをお兄ちゃんにするために私は生まれるんじゃない！」という叫びのようなものを、はっきり感じました。そして出血し、流産になったのです。

ひとつひとつの命が生まれるのであって、「2番めの子」が生まれるわけではない。母の次女としてのトラウマを私が引き受ける必要はないのだ、と気づきました。

流産の少しあとから、息子にチックが始まりました。1か月ほど続いたある日、息子はふいに、

「まぶしい。赤ちゃんがママのおなかに入ったから、もうウィンクしなくてよくなった」

と言い、チックがぱたりと止まりました。

外出中だったので、そのまま妊娠検査薬を買いに行き、妊娠反応が出たときのぞわぞわした驚きは、いまも忘れられません。

帰りの電車の中、私はけらけら笑う声に包まれました。まわりの人に聞こえているふうもなく、きょろきょろ見回していると、車窓の外からだれかがにこにこしながらこちらを見ていると感じて、不思議な気持ちになりました。

「赤ちゃんからのメッセージ？　わからないよ？」

と思っていると、

「わからなくていいよ。わかりたいって思うことに意味があるの。合っているかどうかにこだわらないで」

という思いを感じました。

私はずっと、母に「わからない」と拒絶されることに、傷ついていました。わからなくていい。ただ話を聞いて、寄りそってほしかっただけ。「合っているかどうかより、わかりたいと思うことに意味がある」というメッセージを受け入れることは、小さな私を癒やすことにもなりました。

息子は最初から「赤ちゃんは女の子」と言っていましたが、私は母に対する反感から、女の子を育てるのは不安でした。

8か月に入っても性別はわからず、「女の子が生まれるはずがない」と言っていると、息子はぬいぐるみでお産ごっこを始めて、「弟を産んだよ」とくり返し言いました。ほっとしていたら、9か月に入るくらいに、エコー検査で女の子とわかったのです。

息子は、

「ママが男の子がいいって言ったから、ぼくが何度も男の子を産んであげたの。だから、ママは安心して女の子を産んでね」

と、にっこり笑いました。いよいよ向き合うときがきたのだと、なんともいえない気持ちになりました。

そして娘が生まれました。ごきげんでよく笑う子です。生まれた日から笑っていました。ちょうど、妊娠反応が出たときに聞こえた声のように。

子どもが生まれると、両親と顔を合わせる機会も増え、生い立ちをふり返ることにもなります。

いろいろな人の話を聞き、学びを深めるうちに気づきました。私自身も、母に対する理解が足りなかった。母の生い立ちや子育ての環境を、理解しようとしていなかったと。

母は農家の次女として生まれ、高度成長期に都会でけんめいに働き、核家族を支えてきました。愚痴をこぼさないと、がんばってこられなかったのでしょう。

母は母なりに、私を愛していたのです。ただ、伝えることがとても不器用だったし、子どもに言ってもわからないと思いこんでいました。

けれども私は、愛を伝える方法をしっかり学んで向き合っていこう……私の心境が変わると、母も変わりました。母は多忙を理由に学校行事に参加しませんでしたが、孫の運動会に来て「あなたのときも行けばよかった」と言ってくれました。ひとり強がって切り捨ててきた部分を見つけたのかもしれません。

母は私に、私の中にある力を呼び覚ましてくれました。

私には、子どもと向き合うとき、自分の気持ちや考えをはっきり伝えていく覚悟があります。子どもに嫌われたくないという迷いがあったら、とてもそうは思えなかったでしょう。

私はいま、母と私のような親子のありかた、尊敬のかたちもあったのだ、と感じています。

母が手渡してくれたものは、仲良し母子では伝えられないものだった。母が母だったからこそ、私が得た宝がある――そう気づきました。

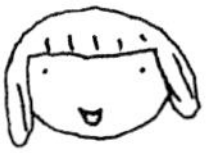

親ごさんとの葛藤があると、「子どもを産むのが怖い」と感じるかたもいます。けれど静香さんは、上のお子さんとおなかの赤ちゃんのサポートを感じとり、「いよいよ向き合うときがきた」と覚悟を決めました。

覚悟が決まると、人生の態度が変わります。

静香さんは、お母さんに「わからない」「余裕がない」と言われることに傷ついてきましたが、わかってもらうことだけを求めるのではなく、自分からお母さんをわかろうとして、一歩踏み出しました。

そして、お母さんは愛を伝えることが不器用だったけれど、本当は愛されていたと気づいたとき、実際の親子関係も変わっていったのです。

子育ては、自分の生い立ちをふり返るきっかけになります。

封印していた思い出がよみがえるときは、過去の出来事の意味づけや、癖になった思考パターンを変えていくチャンスです。

心は自由なもので、過去にも未来にも飛ぶことができます。過去の出来事は変えられなくても、心の傷が癒やされると解釈が変わるので、いまの自分から見える過去の風景も新しいものになります。

問題のありかに気づき、自分の代で過去をゆるし、感謝にかえていくなら、そのテーマが次の世代に連鎖することをくいとめられます。

赤ちゃんのメッセージを受けとめて、祖父母、親、子ども世代のすべてが癒やされ、家族全体が育っていくのです。

命のかたちはさまざま

おわりに代えて

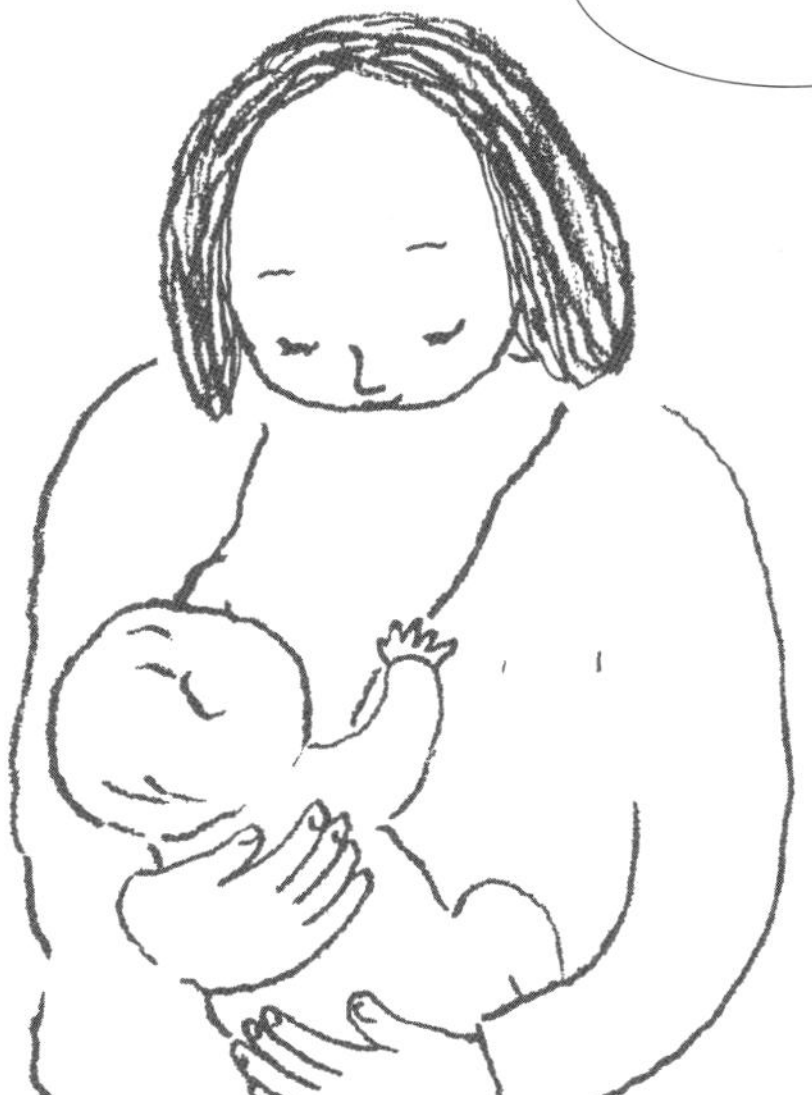

命は喜びにあふれている

お産の現場にいると、お産の常識は必ずしも実態を反映していないと感じることがあります。

「お産は苦しいもの」という思いこみもそのひとつです。たしかに、陣痛は「痛み」をともないますが、つらいだけの体験ではなく、本当は喜びにあふれた体験なのです。

自然は命のいとなみを守るために、内なる知恵を授けてくれました。

陣痛が始まると、βエンドルフィンというホルモンが全身を駆けめぐります。βエンドルフィンは、人が何かに夢中になっているときに分泌され、恍惚状態をもたらす、いわば天然の麻薬様物質です。かなり強い鎮痛作用があるので、陣痛のピークの痛みそのものを消し去ることはできませんが、弱めることはできます。

しかも、陣痛には波があります。

痛みが来るときと引くときとが交互におとずれ、痛みは長くても1分半、通常は1分以内で、合い間に休憩時間があります。痛みのない時間は、お産が始まってすぐは10分ほどで、それからしだいに短くなりますが、陣痛の時間より長くなることはありません。

痛みのない時間も、βエンドルフィンは分泌され続けているので、その間はとても心地よくすごすことができます。

つまり、お産では、痛みを感じる時間より気持ちのいい時間のほうがずっと長いのです。その心地よさを体感したかたは、陣痛の合い間に、至福感に包まれてうとうとと眠ってしまうこともあるほどです。

Story—21

夏子さんの話

子宮口が全開してから生まれるまで5時間かかりましたが、つらくありませんでした。陣痛の合い間は、心地よく深い眠りの中で美しい風景の夢を見ていたのです。

陣痛の波が来ると目を覚まし、いきんで、波が引くと眠るというくり返しで、つきそいの夫も同じリズムを体験していました。時間の感覚は消えていました。最後には、お産は心地よく幸せだったという感覚だけが残りました。

おそらく、これが本来の姿であり、このような体験をしたかたは、すぐに「また産みたい」と思うほどです。

多くの人が「お産は痛くていやなものだ」と考えるのは、陣痛の合い間に心地よい時間があることを知らず、またそれを感じようとしないからです。痛いところだけに意識を向けていると、痛みの記憶しか残らないのでしょう。

同じ出来事でも、視点を変えるとよくも悪くも見えてくるというのは、人生全般についても当てはまります。

意識の向けかたしだいで、人は「幸せ」にもなるし「つらく」もなります。「ついていない」ところばかり見ると「ついていない人生」になりますし、どんな状況においてもよい面を見つけられる人は、いつも「幸せな人生」を歩むことでしょう。

お産を「つらいだけ」と考える人は、人生も「つらい」ところに偏って見る傾向があるのではないでしょうか。

お産はある意味で、人生の縮図です。お産という根源的な命のいとなみが、ただ「つらいもの」とされていることは、大きな問題です。陣痛の波にのり、喜びを感じとろうとすることは、人生に幸せを感じる練習になるはずです。

怒りと怖れを手放す

じつは、お産には心理的な影響がかなりあります。心が乱れると、自律神経も乱れて血流が悪くなり、体も子宮も冷えてしまいます。鬱屈《うっくつ》した思いを押しこめていると、トラブルが生じやすくなります。

体調に好ましくない影響を与える感情に、「怒り」と「怖れ」があります。

妊娠中にむやみにイライラして、まわりの人に当たり散らすかたもいますが、これはホルモンの影響です。妊娠すると、子宮の収縮を防ぐために黄体ホルモンが分泌されますが、このホルモンには怒りっぽくなる作用があるのです。

妊娠した奥さんに怒られ続けて、「家を離れていたほうがいいようだ」と考えるご主人もいますが、それは勘違いです。本人もご家族もしんどい時期ですが、暴言を吐くときは、心にためこんだ毒素を吐き出しているのです。どうしてイライラするのか本人もわからないことが多いのですが、ホルモンに原因があり、お産に向けての心の毒出しのプロセスと気づけば、ご家族も冷静に受けとめられますし、本人も少しは気が楽になるのではないでしょうか。

もうひとつ、トラブルを起こしやすい感情に「怖れ」があります。

とくに、流産を経験している方には、「無事に生まれるだろうか」と心配する傾向があります。また、不安をかき立てる話は印象に残るため、難産だったエピソードばかり気にするかたもいます。

怖れが強い人は、陣痛が始まると、痛みを強く感じます。痛みが引いているときも前の波の痛みにとらわれ、次の波の痛みを予期して緊張するので、せっかくβエンドルフィンが分泌されていても、その効果を感じることができません。

痛みのときは「もうすぐ赤ちゃんに会える。うれしい」という期待に心を向け、痛みがないときはリラックスすると、心身を休めることができます。

妊娠中は、お産を迎えるまでに、気持ちを切り替える方法を学んでおくといいでしょう。不安がこみあげたら、怖れを感じる自分を受け入れたうえで、「でもこの状況にもいい面はあるはず」「いいこと探しをしよう」と、思いかたの「癖」を変えていくことが大切です。

失うことの怖れがあるなら、「怖れを感じるほど、恵まれているのだ」と解釈しなおして、そこに気持ちの焦点を当ててみましょう。

お産のよしあしは、かたちではなく気持ちです。難産や帝王切開でも、本人が幸せを感じるなら、それは幸せなお産です。

自分が本当は何を望んでいるのか、心の奥に向き合って、感じてみましょう。お産は、自分が何を大切に考え、世界をどう見ているかを明らかにするきっかけになります。

だからこそ、お産という命のいとなみは、人生を大きく変えるチャンスでもあります。恐怖を感じながらのお産、親との葛藤を引きずるお産を選んでもいいし、愛に気づいて、新しい人生に踏み出すお産にすることもできます。

地球に人類は70億人以上いるといっても、あなたという存在は、過去も未来もふくめて、あなたひとりだけです。

あなたの人生を経験できるのは、ただあなたひとり。かけがえのないあなた自身を生きてほしいと思います。

おなかの赤ちゃんとのコミュニケーション

お産にはもうひとり、赤ちゃんという主人公がいます。そこで、お産は、コミュニケーションを学ぶすばらしいチャンスにもなります。

おなかの赤ちゃんは姿も見えず、言葉を交わすこともありませんが、すでに意志も感情もある存在です。

自分の気持ちを赤ちゃんに伝えるにはどうしたらいいか。そして、お互いの望みが違うとき、どう折り合いをつけていくか。相手にも意志があることを前提に、言いなりになるのでも押しつけるのでもないコミュニケーションを練習しましょう。

相手を思いやる「愛の原理」、宇宙の根本原理を、赤ちゃんといっしょに学ぶのです。いよいよお産のときは、それまでのコミュニケーションの集大成として、赤ちゃんと息を合わせて陣痛をのりきることになります。

赤ちゃんとのコミュニケーションには、おなかへの語りかけが役立ちます。

医学的な実証はありませんが、赤ちゃんのすぐれた能力については、お母さんたちからたくさんのエピソードをお聞きしています。赤ちゃんが生まれてすぐ、おなかにいたとき呼んでいた名前で呼びかけたら、パチンと目を開ける子や、呼びかけられた方向を見る子もいます。

おなかにいたとき、お父さんにたくさん話しかけられていた子は、生まれたあとお父さんにすぐなつきますが、同じきょうだいでも語りかけが少なかった子は、お父さんになじむまで時間がかかることがあります。

おなかに語りかけるだけでなく、赤ちゃんの思いを感じとろうとすることも大切です。赤ちゃんが、何を食べたがっているか。どんな音楽が好きか。おなかに手を当てて感じとろうとするうち、直感がとぎすまされて、赤ちゃんの気持ちがわかるようになるお母さんもいます。

赤ちゃんは、インスピレーションやイメージ、夢という回路を使っても語りかけてくれます。

Story—22

真理子さんの話

妊娠7か月ごろ、赤ちゃんに「性別を教えて」と語りかけてから眠ったら、女の子が生まれる夢を見ました。

目が覚めても信じられず、「今度はパパの夢に現れて教えて」と頼むと、翌朝、夫が「女の子が生まれる夢を見た」と言いました。

夫には、夢の話も赤ちゃんに頼んだことも秘密にしていたので、とても驚きました。

このようなエピソードをうかがうと、心と心は合理的理性を超えたところで交流できるのだろう、と考えさせられます。

天からたましいを呼びこむ

生まれる前の記憶をもつ子どもたちは、意志をもってこの世にやってきた、と語ることが多いです。

「大好きだから、ママを選んだよ」

「人の役に立つために、生まれてきた」

「地球をよくするために、ここに来た」

赤ちゃんのたましいは、お母さんに、ご家族に、そしてこの星に、たくさんのプレゼントをたずさえて、おなかに宿るようです。

子どもたちがお母さんを選んだ理由も、この世に来た理由もそれぞれですが、「たましいはこの人生を始める前から存在していて、天と地を行ったり来たりしている」という世界観は共通しています。

妊娠とは、雲の上とこの世の通路を開いて、たましいを呼びこむことなのでしょう。たましいが体に入る時期はそれぞれ違い、お産ぎりぎりまで体に出たり入ったりしている子もいれば、妊娠の早い時期におなかにおさまって落ちつく子もいます。

あるお子さんは、「おなかに入ってしばらくは外に出られるけれど、いったん眠ると、もう雲の上に戻れなくなる」と言っていました。

あるお母さんは、こんな体験をしています。

Story―23 菜穂子さんの話

お産の2週間前のことです。深夜、眠っているとき、金縛りにあいました。ただ、まったく恐怖は感じませんでした。

すると、右上からきらきらと尾を引いた小さなかたまりが、クルクル回りながら私のほうへ落ちてきました。

「わあ。これは何？」と、わくわくしていると、そのかたまりはおなかにポンと入り、私は幸せに包まれると同時に、はねるように飛び起きました。赤ちゃんのたましいが入る瞬間だったのだと思います。

こういったエピソードは再現性がなく、実証もできません。けれど、幸せが数値化できないように、心の真実はもともと実験にそぐわないものです。ひとりひとりにとってのお産の真実に意味があり、それをていねいに編む中で見えてくる世界を、大切にしていきたいものです。

永遠の命を生きる

私はこの本の中で、生きて生まれた子も、亡くなって生まれた子も、同じお産の物語として併記しました。

というのも、おなかに宿った時点で、それはたましいとたましいの出合いであり、この世への誕生だと考えるからです。

この世の命だけがすべてと考えると、「生きていることは善で、死ぬことは悪」と見なされがちですが、そのような二元論的な発想は人生を苦しくするだけでなく、命の一面しか表していません。

命には、「肉体の命」と「たましいの命」があります。肉体の命は、遺伝子というかたちで子孫に引き継がれることもありますが、個人の命としては、死とともに姿を消します。

けれど、「たましいの命」は、死によっても決して損なわれることはありません。肉体が死ぬと、たましいはこの世での学びをたずさえて、ふたたび雲の上に還っていくのです。

生まれる前にたましいが存在したように、亡くなったあともたましいは存続します。人生の重みは、その長さで決まるのではありません。この世に来て、縁ある人たちにたくさんの愛と気づきを贈ったなら、たとえ短くても、その人生をまっとうしたことになります。

あるお母さんは、亡くなったお嬢さんからメッセージを受けとりました。

お嬢さんはこの世のお別れを心の奥底で知っていて、空に還ったあとも、お母さんを気づかっていたのです。

Story―24
好恵さんの話

娘の桃華は3歳で小児がんを発病しました。手術や抗がん剤治療をくり返し、そろそろ退院と思った矢先、二次性骨髄性白血病を併発しました。幸いドナーさんがみつかり骨髄移植できましたが、半年で再発。もうつらい治療を受けさせる気持ちになれず、家族との時間を大切にするために、家に連れて帰りました。

桃華は再発のことも医師とのやりとりも知りませんでした。しかし、東京の病院から自宅がある山梨に帰る車の中で、急に「雪の国に帰らなくちゃいけないの」と言いました。

動揺した私が、「かぐや姫みたいだね。ママが『行かないで』って言ったらどうなるの」と聞くと、「『どうして遅くなった』って怒られちゃう。でもね、ママに手紙を書くから。『元気ですか。さみしくないですか』って、手紙を書くから」と答えました。

危機的な状態を脱し、夏も秋もすぎて、「雪の国」の話をすっかり忘れていたころ、桃華は私に抱かれて、胸の中で息を引き取りました。

翌朝カーテンを開けると、うっすら雪景色でした。「雪の国」に帰るというのは、この時期に天国に帰るということだったのだと、そのときやっとわかりました。

亡くなってから、桃華は命日にはよく雪を降らせてくれました。桃華を思うとき、遠くの空は青空なのに、私のいる場所は雪が舞うこともありました。「いつもそばにいるよ」というメッセージのようで、私はいつのまにか、たましいは存在すると確信するようになりました。

それから10年たち、今年は晴天でした。そして記録的な大雪が降り、銀世界になったある日、桃華とひとまわり違いの、桃華そっくりな4歳の息子が「ママに手紙を書いたよ」と見せてくれました。
最近字が書けるようになったのに、ギザギザの線が2本。
「何て書いてくれたの？」と聞くと、
「『ママ、さみしくないですか』って書いたよ」
ずっとずっと待っていた手紙が、やっと私のもとに届きました。
10年の節目に届いた手紙、私の宝物です。

愛のきずなは、この世とあの世を超えて続きます。
たましいの存在と向き合うとき、私たちはそんな永遠の命に気づくことになるでしょう。

ぬくもりを感じるために、生まれてきた

Story—25 ひろみさんの話

目も見えない、耳も聞こえない、歩けない、お話もしないいまま、2歳の誕

生日を直前に、天国に還った男の子がいます――篠原充蔵（じゅうぞう）くん。

原因不明の、突然の別れでした。容体が急変して救急車が呼ばれ、充蔵くんが心臓マッサージを受けていたとき、お母さんには、もうひとりの充蔵くんが、4歳の姉、環奈ちゃんの隣にちょこんと座り、外を眺めている姿が見えました。

救命救急士が「覚悟していてください、お母さん」と言ったとき、お母さんはもうひとりの充蔵くんを見て、心の中で「いいの？」と聞きました。もうひとりの充蔵くんが「うん」と返事したのを確認して、お母さんは救命救急士に「はい」とうなずいたそうです。

充蔵くんが亡くなってから、体を離れても命は続くことを知らせる不思議な出来事が続きました。お母さんが充蔵くんのことを考えていると部屋の電気が消えたりついたり、環奈ちゃんにも充蔵くんの姿が見えたそうです。

環奈ちゃんの絵とともに、充蔵くんの思いを書きとめた絵本『じゅうぞう――かみさまとのおやくそく』に、静かな感動が広がっています。

ママのおなかに　いるとき、　なんだか　ときどき　くるしくて
ぼくは　ほんとうは　うまれてこれなかったんだ。
そんなとき、　かみさまが　やってきて「パパとママに　あいたいか？」と　たずねてきた。
ぼくは　もちろん　よろこんで　『ハイ』　と　こたえた。
パパとママにあうため、　いきるためには　おやくそくがあった。
ぼくは　みえないし、　きこえない　という　おやくそく・・・。
パパのこえを　きいたり、　ママのかおを　みたりすることが　できないんだ。
なので、ぼくは　よくかんがえて　かみさまに　こう　たずねた。
「かみさま、　どうして　ぼくを　パパとママに　あわせたいのですか？」
「それはな、　おまえの　パパとママは　おまえに〝ぬくもり〟をおしえることが　できるからだ」
と　おっしゃるのです。

ぼくは　〝ぬくもり〟という　ことばの　いみが　わからなかった。

〝ぬくもり〟って　なんだろう?

フカフカ　ヌクヌク　きもちよく、ねることかな。

〝ぬくもり〟って　じっとしていられないくらい　うごかされていることかな。

だれかしらない　たくさんのひとに　みられていることかな。

ぼくは　きゅうに　〝ぬくもり〟って　しりたくなって、かみさまをたずねた。

「かみさま、ぼく、パパとママに　あいにいきます」

「よし、わかった　おまえを　パパとママのもとへ　つれていこう。しかしな、おまえは　2さいになるまえに　かならず　わたしのもとに　もどるということだ　やくそくできるか?」

「ハイ、かみさま　かならずもどります・・・」

(『じゅうぞう――かみさまとのおやくそく』より)

お母さんは、充蔵くんに先天性盲ろうという障がいがあると知ったとき、すぐには現実を受け入れられず苦しみました。それでも、ともに歩む中で、ふと気づきます。

「時間がかかったり、コミュニケーションのとりかたは違ったりするけれど、一生懸命子育てすれば、きっと気持ちは通じる。障害があってもなくても、それは同じこと」

お母さんは、充蔵くんの感じる世界をこんなふうに表現しています。

「真っ暗闇で音も聞こえない、海の底にいるような感覚。何をするにも不安で、怖くて泣いていた毎日。においをたよりに生活している中で、空気の流れの変化を感じて居場所を考え、ドタドタ、バタバタなどの振動で、自分をとりまく環境で何が起きているのかを考える」

愛のこもった療育を受けて、充蔵くんはすくすくと育ちました。先天性盲ろうでありながら、1歳で「だっこ」や「おいしい」など、動作で自分の感情を伝えることができたケースは、前例がないといわれています。

充蔵くんは、この世でたくさんの愛を経験して、天国に還っていきました。

「ぼくは〝ぬくもり〟ってわからなかったけど、わかったんだ。ぼくのきもちを　あたたかく　してくれることだね。

みえなくても　きこえなくても　みんなと　いっしょにいれたこと　たのしかったよ。〝おともだち〟っていってくれて　うれしかったよ。

〝サンキュー　サンキュー　ありがとう〟　バイバーイ」

（『じゅうぞう――かみさまとのおやくそく』より）

お母さんは、充蔵くんとの日々を、

「何をするにも時間がかかったけど、そのぶんたくさん関わりをもてた。触れたこと、抱っこできたこと、手と手でお話しできたこと、楽しかったな」

と語っています。

ぬくもりを感じられるのも、体をもって生まれたからこそ。

充蔵くんは、たくさんの愛と希望を、この世にもたらしてくれました。

新しい時代が生まれる

生まれる前を覚えている子たちによると、雲の上では早くこの世の体をもちたくて、行列をつくって並び、いまかいまかと待っている子もいるそうです。

生まれてくる理由について、子どもたちはいろいろなことを語っていますが、究極的には「この世を体験したいから」ということでしょう。

雲の上は穏やかで、争いも空腹もないけれど、退屈だそうです。この世の冒険のあと、雲の上に還ってゆっくり休んだたましいは、試練も葛藤もあるこの世を、また経験したくなるようです。

この世の観点からすると、なぜ厄介なことをわざわざ望むのかと思いますが、そういった体験は、たましいの成長に役立つのではないでしょうか。

雲の上で、たましいは純粋な光です。肉体をまとい、生まれる前のことを忘れてこの世のゲームに没頭するうちに、たましいは曇り、悲しみやつらさを経験します。そしてふたたび純粋な光を思い出すプロセスで、ちょうどガラスに息を吹きかけて曇らせてから磨くように、たましいは輝きを増すのです。

つらいと感じる体験ができるのも、この世に生まれたからこそ。だとしたら、生まれてきたことは、なんとすばらしいことでしょう。

生まれたいという希望がかなえられ、産んでくれたお母さんがいたために、私たちは人生の体験をすることができるのです。

そして、もうひとつのことを、私は付け加えたいと思います。

それは、この世に生まれることを楽しみにしているたましいがあるとしたら、それとは別に、今回は「生まれない」ことを選び、空の上からこの世を眺めると決めたたましいもいるだろう、ということです。

「赤ちゃんはママを選んで生まれてくる」というと、なかなか赤ちゃんが来ないお母さんから「私のどこがいけないのでしょうか」という嘆きをうかがうこともあります。

願いがかなわないことは、とてもおつらいこととお察しします。ただ、もしそのかたに、その体験から深く学ぶことや、子育てがないからこそ集中できるミッションがあるとしたら、赤ちゃんが来ないという場合もあるかもしれません。

もしかしたら、空には、そんなかたの子どもとして生まれたかもしれないたましいがいて、実際にはおなかに宿らなかったけれど、いまも「ぼくのママ」を見守っているかもしれません。

生きて生まれた子も、亡くなって生まれた子も、早く空に還る子も、この世に長くとどまる人も、そして、とうぶんは体をもって生まれないことにした子も、みんな、命のかたちが違うだけ。そんなふうに視野を広げると、私たちはもっと深く、生きることを感じられるのではないでしょうか。

私の印象では、たましいの記憶をもって生まれた子は、最近増えているように感じます。

15年ほど前、胎内記憶の調査を始めたころは、「生まれる前の記憶」というと、おなかの中のことや誕生したときのことについてのお話がほとんどでした。

ところが、しだいに「生まれる前は雲の上にいた」というお話が加わり、さらに最近では、「違う星から地球に来た」というお子さんまでめずらしくなくなっています。

もしかしたら、以前は、記憶を消して生まれ、人生の意味を謎解きしていくコースがスタンダードだったのに、この世が収拾つかないほど混乱してきたため、いわば参考書のように、記憶をたずさえて生まれる子が増えているのかもしれません。

そんな子どもたちを育てるときは、これまでの育児の常識では対応できない、オリジナルな子育てになります。

基本は、ひとりひとりの感性を尊重することです。全体主義でいっせいに同じほうを向かせるとか、何でも平均的にこなさせようとするのではなく、その子に秘められた能力を見つけて、それを磨くことが求められています。

すると、子どもに導かれて、お母さんも変わっていきます。意識が変わり、生きかたが変わり、そういうおとなが増えていくことで、やがて社会全体も変わっていくでしょう。

表面的な豊かさを追い求めるのではなく、愛ある生きかたを実現しようという流れが生まれるはずです。

それは、優劣を競ったり、だれかを抑圧したり支配したりする社会ではなく、それぞれが「得意なこと」をもちよって、旧来の価値観を突きぬけた文化をつくっていく、ネットワーク型の社会ではないでしょうか。

私は、地球というこの星じたいが、自分を生みなおそうとしているところかもしれない、と想像することがあります。地球が地球として生まれ変わるための、お産が始まったのかもしれません。

そうだとしたら、「お産はつらいだけの体験ではなく、ほんとうは喜びにあふれている」という気づきに、もっと深い意味を汲みとることができます。

お産には痛みがともなうように、時代の転換期には混乱もあるでしょう。

けれど、その中でも自分の心と向き合い、希望をもち、自然の摂理にしたがって生きるなら、やがて私たちは新しい時代の誕生を迎えます。

命をたいせつにし、自然とともに生き、良心という内なる神さまの声に耳を澄ませて、愛ある生きかたをする——そんな時代の誕生を、ぜひともに祝いましょう。

本書の制作にあたり、取材にご協力くださった皆様、
エピソードをお寄せくださった皆様に心より感謝申し上げます。
有り難うございました。

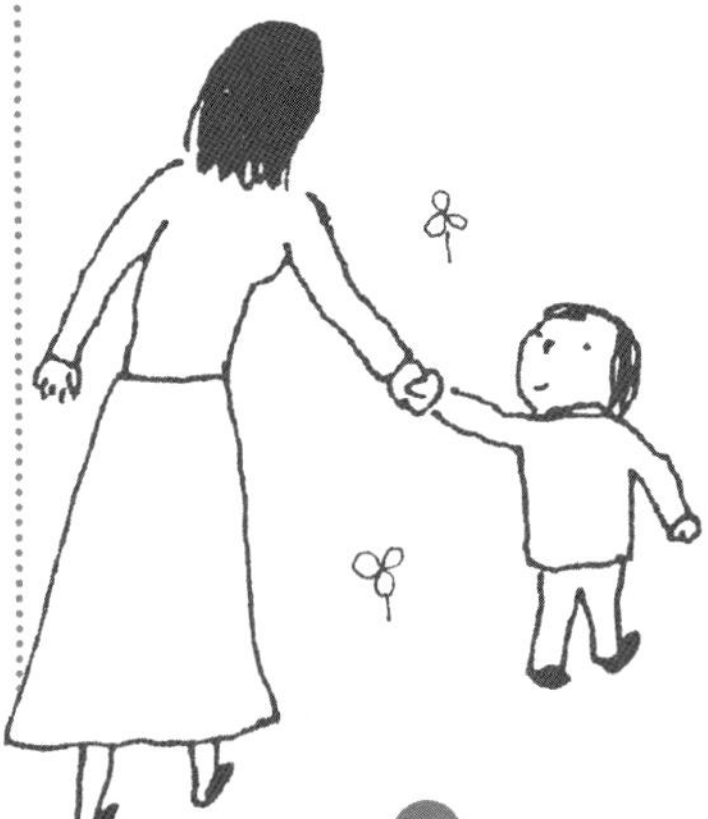

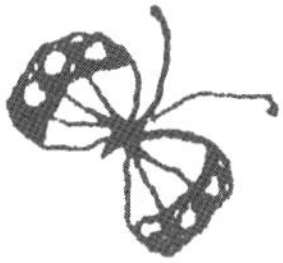

ママ、いのちをありがとう。

心温まる奇跡の物語 25

著者　池川《いけがわ》 明《あきら》

発行　株式会社二見書房
東京都千代田区三崎町2-18-11
電話 03(3515)2311[営業]
03(3515)2313[編集]
振替 00170-4-2639

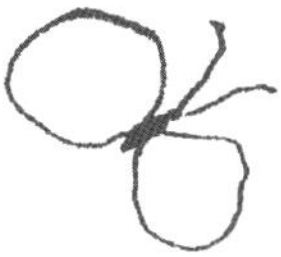

絵　高橋和枝
ブックデザイン　生沼伸子
執筆協力　矢鋪紀子

印刷　株式会社堀内印刷所
製本　ナショナル製本協同組合

ISBN978-4-576-15132-8

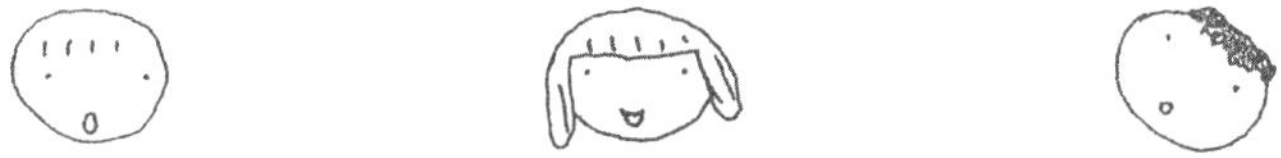

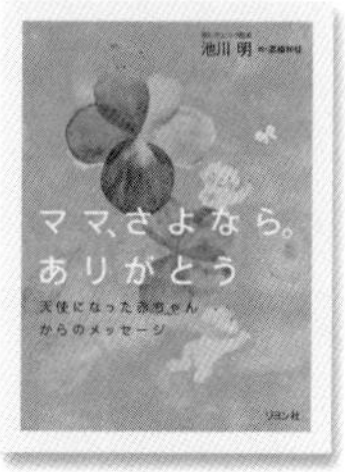

ママ、さよなら。ありがとう
～天使になった赤ちゃんからのメッセージ～

赤ちゃんはみな、ママとパパへのプレゼントを携えてくる。
生まれてくる子も、生まれず空へ帰っていく子も…
胎内記憶からわかった温かく豊かな命の世界。

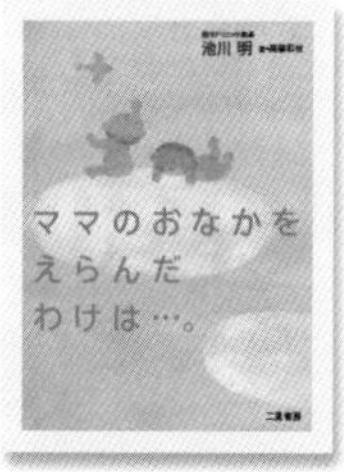

ママのおなかをえらんだわけは…。

生まれるとき、生まれるまえ、
雲の上にいたとき、さよならのとき。
さまざまな胎内記憶からわかってきた
温かく豊かな命の世界。

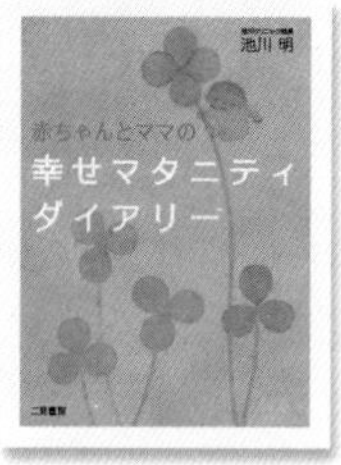

赤ちゃんとママの幸せマタニティダイアリー

プレゼントにもおすすめ。
ワークやメッセージを通して、おなかの赤ちゃんを感じ、
たくさん話して絆を深める、
世界でただひとつのダイアリー。

池川明先生の本 好評発売中

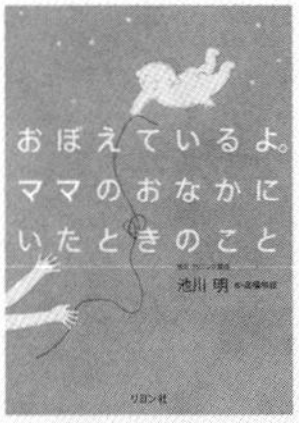

おぼえているよ。ママのおなかにいたときのこと

胎内記憶がある子53％、出産時の記憶がある子41％。
感動を呼んでいる、子どもたちの不思議な記憶の言葉集。

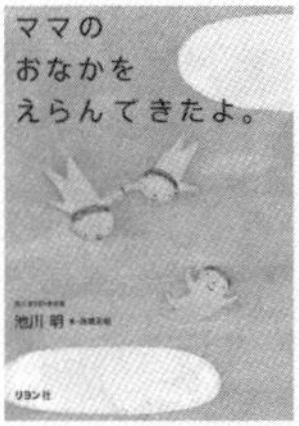

ママのおなかをえらんできたよ。

おなかに入る前はどんなところにいたか、
ママとパパをどのようにして選んできたか…
子どもたちが話してくれた不思議な「胎内記憶」の世界。

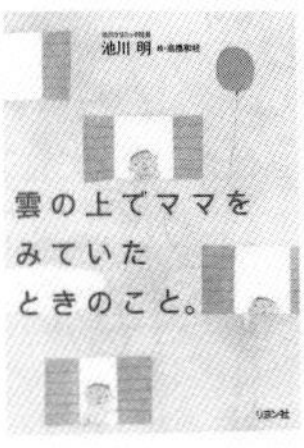

雲の上でママをみていたときのこと。

「雲の上には子どもがいっぱいいた」
「いちばんママがよかったから、ママのところに行った」
「おなかに宿る前の記憶」からわかってきた、
不思議な命の世界。